中医外治养生操图解丛书

中国梳子养生操

张明 主编

中国中医药出版社
·北京·

图书在版编目（CIP）数据

中国梳子养生操 / 张明主编 . —北京：中国中医药出版社，2017.1

（中医外治养生操图解丛书）

ISBN 978 – 7 – 5132 – 3806 – 9

Ⅰ . ①中… Ⅱ . ①张… Ⅲ . ①理发工具 – 保健操 – 图解 Ⅳ . ① G831–64

中国版本图书馆 CIP 数据核字（2016）第 275282 号

中国中医药出版社出版

北京市朝阳区北三环东路 28 号易亨大厦 16 层

邮政编码 100013

传真 010 64405750

三河市潮河印业有限公司印刷

各地新华书店经销

开本 710×1000 1/16 印张 13 字数 206 千字

2017 年 1 月第 1 版 2017 年 1 月第 1 次印刷

书号 ISBN 978 7-5132-3806-9

定价 39.80 元

网址 www.cptcm.com

社长热线 010 64405720

购书热线 010 64065415 010 64065413

微信服务号 zgzyycbs

书店网址 csln.net/qksd/

官方微博 http：//e.weibo.com/cptcm

淘宝天猫网址 https://zgzyycbs.tmall.com/

《中国梳子养生操》编委会

主　编　张　明

副主编　杨　璞　陶雪芬

　　　　　刘　怡　李春晔

　　　　　郭润利

编　委（按姓氏笔画排序）

　　　　　庄　重　李　冲

　　　　　杨晓辉　余　洋

　　　　　曹　骏

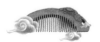

内容提要

　　应用没有污染、绿色环保的自然疗法祛疾、养生、美容，越来越受到现代人的喜爱，并成为人们追求的时尚。中国是梳子的发源地，梳头养生自古即有。本书作者把家家都有的小小梳子与中医理论相结合，创造出独特的梳子养生操，从梳中自有健康来；梳子的历史趣闻、种类和选购；一梳在手，女人美容不用愁；一梳在手，全家人的保健医；一梳在手，调理体质好助手；一梳在手，这些症状全梳走，以及普及版梳子养生操几个篇章，全面展示梳子防病疗疾，养生保健的作用。

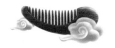

前言
PREFACE

　　一谈到梳子，一些年轻女性就会说："都去美容院美发、烫发了，谁还用梳子？最多偶尔早上简单地用梳子理理头发。"似乎梳子被人们渐渐地淡忘了。可是，你知道吗？你淡忘的不仅是一种工具，更是一种实用、方便、有效的养生方法。千百年来，使用梳子保健是民间广泛流传、深受老百姓喜欢的一种自然疗疾、保健、美容方法。古老而神奇的梳子保健法，是中华文明的瑰宝之一。《汉书》记载，汉文帝将一对木梳送给披头散发的匈奴单于；郑和七下西洋，每次带的礼品中都有各种材质的中国梳子；在古代"丝绸之路"上发现的反映古代文明交流历史的梳子等，都说明中国梳篦从很早就已经走向世界了。在现代医学更加重视和回归自然的今天，承载着中华民族智慧和文明符号的梳子，应得到弘扬，为老百姓防病治病和养生保健发挥更大的作用。

　　在生活中，当你伏案加班工作致大脑疲劳，感到头昏脑涨，思维能力下降时，洗洗头或梳一会儿头，就会感到头脑清醒，大脑疲劳感减轻。那么原因是什么呢？中医学认为，人的头部是诸阳之首，汇集了人体的重要经脉和四十多个穴位，梳头等于是在按摩这些穴位和刺激头部经络及与内脏相对应的头表全息穴位，可疏通经脉、活血化瘀、宁神开窍、舒畅和升发阳气，起到聪耳明目、醒脑提神的作用；促进颅内血液循环，改善颅内供氧，舒展和放松紧张的头部神经。运用梳子梳头、按摩、梳刮身体相关经络和穴位，不仅能消除大脑疲劳，而且在疗疾、改善亚健康症状、养生美容等方面也都有非常显著的功效。

有学者研究发现，女人寿命比男人长可能与经常梳头有关，所以，男人也应该经常梳头。

本书共分七篇，第一篇简要地介绍了健康的新标准、亚健康的危害、梳子对养生的作用；第二篇介绍了梳子的历史趣闻、种类和选购；第三篇重点阐述了梳子养生美容的基础理论、常用手法、准备知识，以及帮助女性保持靓丽和产后恢复身材的梳子美容操；第四篇阐述了梳子操对全家的保健作用，包括消除女性常见病症、男性隐疾，老人祛疾长寿保健，以及对学习考试、加班者的保健作用；第五篇介绍了养生为什么要知道自己的体质，以及九种体质的特点、辨识和调理方法；第六篇介绍了 22 种常见症状的梳子养生操；第七篇介绍了简易通用的梳子养生操，以便读者平日选用。

希望本书的出版，能让您在紧张忙碌的工作、学习后，静下心来梳个头，松弛一下紧张的神经、疲惫的身体，使身心得到休息。晚间梳头改善睡眠，早晨梳头消除倦意，帮助您精神焕发地去迎接新一天的工作、学习。学一学梳子养生操，让年轻的女性更靓丽、产后恢复更快，让老人快乐长寿，子女学习更轻松。用梳子祛疾、美容、养生，方法简便，易学易练，不受时间、场地限制，安全且基本无副作用。如能推广普及，让老百姓"梳"走亚健康，健康少生病，必能减少医疗费用支出，使人们的生活更加快乐幸福。

本书在编写过程中，得到王启才教授的悉心指导，在此表示衷心感谢！在此也特别鸣谢：曾为《英雄》《武侠》《幸福时光》《宗师之路》等影片书写片名及片中书法美术的、著名书法家许静女士题写书名！限于编著者的水平，本书难免有不足之处，希望读者不吝指正，以便今后修订完善。

张 明

2016 年 9 月

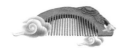

目录
CONTENTS

1

第三篇 一梳在手，女人美容不用愁

第四篇 一梳在手，全家人的保健医

第五篇 一梳在手，调理体质好助手

第六篇 一梳在手，这些症状全梳走

第七篇 普及版梳子养生操

第一篇

梳中自有健康来

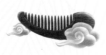

一、健康新标准

世界卫生组织（WHO）在 1978 年国际初级卫生保健大会上所发表的《阿拉木图宣言》中重申：健康不仅是没有疾病或不虚弱，且是身体的、精神的健康和社会适应良好的总称——三维健康。1989 年世界卫生组织（WHO）对健康做了新定义，即"健康不仅是没有疾病，而且包括躯体健康、心理健康、社会适应良好和道德健康"。由此可见，健康不仅仅是指躯体健康，还应该包括心理、社会适应、道德品质的相互依存、促进和有机结合。人体在这几个方面同时健全，才算得上真正的健康——四维健康。

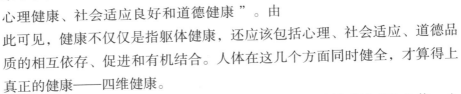

这种新的健康观念使医学模式从单一的生物医学模式演变为生物－心理－社会医学模式。这个现代健康概念是对生物医学模式下健康的进一步补充和发展，它不仅考虑到人的自然属性，还考虑到了人的社会属性，说明人是社会的人，人的身体状况是受社会、精神因素影响的，由社会、精神因素引起疾病的例子很多。人们在预防、诊断和治疗疾病的时候，不仅要考虑到身体的情况，还要考虑到社会、心理、精神、情绪等因素对人体健康的影响，从而修正了人们对健康的片面认识。

二、亚健康及其危害

1. 何为亚健康

现代人的健康情况又是怎样的呢？依据上述标准，世界卫生组织的全球调查结果显示，真正符合健康定义、达到健康标准的人群只占 5%，有约 20% 的人群是需要诊治的，其余 75% 的人群处于健康和患病之间的一种过渡状态，称之为亚健康状态。所谓亚健康即为人体处于健康与疾病之间的一种体质状态，表现为活力降低、功能和适应能力减退的症状，不符合现有疾病分类中的疾病诊断标准。国内有学者认为，亚健康状态主要表现为植物神经功能紊乱和机体各器官功能性障碍，出现精神、胃肠道、心血管、肌肉等四大方面的症状。具体表现如下：躯体方面可表现为身体疲劳乏力、易累，体力活动后全身不适，体力难以恢复。体质虚弱，免疫功能低下，易患感冒、咽喉不适、口腔黏膜溃疡等疾病。胃肠功能紊乱，食欲不振。关节痛、肌痛、头痛、胸闷、心悸、气短。失眠或嗜睡，眼睛易疲劳、视力模糊。心理方面可表现健忘、头脑不清醒、记忆力下降。精神不振、情绪低落，对事物缺乏兴趣，抑郁寡欢，常常感到孤独无助。烦躁、情绪不稳定，紧张，易怒，焦虑等。社会交往表现为对环境适应能力和反应能力减退，人际关系不协调，家庭关系不和谐。

2. 亚健康的危害

亚健康目前已经成为严重危害人们身心健康的"隐形杀手"。国内外研究发现，造成亚健康的主要原因是身心疲劳和因衰老、疾病前期引起的免疫系统功能下降以及身体各系统间的失调。是大多数慢性非传染性疾病的病前状态，大多数恶性肿瘤、心脑血管疾病和糖尿病等均是从亚健康状态而来的。亚健康状态明显影响人们的工作效能和生活、学习质量，甚至危及特殊作业人员的生命安全，如高空作业人员和竞技体育人员等。心理亚健康极易导致精神心理疾患，甚至造成自杀和家庭伤害。多数亚健康状态与生物钟紊乱有因果关系，可直接影响睡眠质量，加重身心疲劳。严重亚健康状态可明显影响健康寿命，甚至造成英年早逝、早病和早残。因此，有专家认为提高社会适应能力、增强自我心理调节能力、降低压力、缓解疲劳和提高免疫功能是改善亚健康的重要手段。

三、扁鹊的故事

据史料记载，有这么一个古代名医扁鹊论医术的故事。有一次魏文王询问扁鹊：你们家兄弟三人都精于医术，但是到底谁的医术最好呢？扁鹊回答说：长兄最佳，仲兄次之，而我是三兄弟中最差的一个。魏文王惊讶地问：那你为什么却是你家最出名的一个？扁鹊回答说：我的长兄治病，是在病情未发作之前治疗，由于大家都不知道他能够观疾病于未起之先，及时将病因铲除，他的这些本领只有我们家里人知道，别人无法知晓，因此他的名气无法传出去。而我仲兄的医术，是治病于病情初起之时，及时将疾病清除于未祸之先，人们以为他只能治疗一些小毛病，所以他的名气不大，只有本地人知晓。可是，我治疗的病例，大都是重病之时。我给病人的治疗过程，患者家人能够眼见目睹，所以大家都以为我的医术高明，名气也就传遍了列国。

四、梳子与养生

上医治未病，乃中医追求的最高境界。博大的中医学有很多治未病的方法，诸如按摩、推拿、针灸、敷贴、拔罐、刮痧、中药汤剂、膏方、熏蒸，以及饮食、运动、心理、音乐等疗法。《黄帝内经》称"头者，精明之府"，头部不但穴位丰富，还是人体十二经脉和奇经八脉汇集的重要部位，"五脏六腑之精气皆上注于头面"。早在隋朝，名医巢元方就明确指出，梳头有通畅血脉、祛风散湿、使发不白的作用。梳头时，梳齿在头皮上来回刮动，可使头部的穴位和经络受到摩擦和刺激，也可用梳子按摩、梳刮身体相关经络和穴位，不仅能消除大脑疲劳，而且在治疗疾病、改善亚健康症状、养生美容等方面也都有非常显著的功效。现代医学研究证明：经常梳头对头皮的适度摩擦和刺激，会在局部产生生物电感应，改善头部血液循环和颅内供氧，促进组织细胞的新陈代谢，提高头部神经兴奋性，促进血管扩张，有助于降低血压，尤其是对脑中风能起到很好的预防作用。近年来，国家非常重视中医治未病，已将中医治未病纳入基本卫生服务。随着治未病健康工程的启动，一个以治未病为核心理念的极具中医特色的预防保健服务体系正在形成，运用中医药丰富的养生、保健方法治未病、调治亚健康，具有得天独厚的优势和特色。而运用梳子养生保健、防病疗疾，是广泛流传于民间、深受老百姓喜欢的一种自然医学外治方法，极具推广优势。我们应弘扬祖国这一源远流长的传统文化，使其发扬光大。

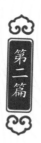

第二篇

梳子的历史趣闻、
种类和选购

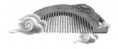

一、梳子的起源

因《百家讲坛》被大众所熟知的文化学者纪连海老师曾言，中国历史上有位伟大的女性方雷氏，对中华民族有一个重要的贡献——发明了梳子。这个方雷氏是何许人也呢？据《汉书》记载，她是黄帝的妃子，这个黄帝不是大家常说的皇帝，是中华民族的始祖炎黄二帝中的轩辕黄帝。所以，梳子的历史几乎可以说与中华民族的历史一样悠久。

在华夏上古文明时代，部落联盟首领轩辕黄帝的王妃方雷氏是一位充满智慧的王妃。方雷氏所掌管的王宫里有二十多位女子，经常蓬头乱发，与皇宫的庄严氛围很不协调，所以，聪明的方雷氏每逢部落联盟重大节日的时候，便召集这些女子，用自己的手指逐个将她们的蓬发捋顺，以至于时常捋破手指。

有一年，黄河流域发洪水，为黄帝发明舟船的狄霍，从洪水中捞了十九条大鱼带回了部落，方雷氏等人用木柴烧热石板把大鱼烹熟，非常美味。狄霍等人吃过后，大鱼骨堆了一地，方雷氏拣起一根，折了一节不由得端详起来，不自觉地用鱼骨梳理披在自己肩上的长发，而蓬发一会儿就被梳捋顺了。方雷氏琢磨着原因，第二天，她把这些鱼骨折断成短节，给王宫里的女子每人发一节，教她们如何梳理头发。经过试用，发现用鱼骨梳理头发有很多不便，但方雷氏没有放弃鱼骨带来的启发并思考解决方法。

方雷氏找来给轩辕黄帝专门做木工的木匠，依照鱼骨的样子，做了一把类似耕地耙子一样的木头鱼骨，可是，当木匠把做出来的木头鱼骨拿给方雷氏看的时候，方雷氏乐了，因为这种像耕地耙子的木头鱼骨，怎么能用来梳理头发呢？沟通后木匠这才明白了方雷氏王妃的用意，赶紧回去与木工们一起推敲商量，连夜改进。第二天一早给方雷氏看后，方雷氏非常惊喜，这正是她想要的梳理头发用的梳子，方雷氏立刻召集宫里的女子用梳子梳妆，不但都梳顺了长发，而且舒适便捷，方雷氏又用梳子给她们挽起了不同的发型，个个都显得非常端庄美丽，达到了前所未有的梳妆效果。她又让木匠做出了更多的梳子，很快梳子在王宫中流传开，后逐渐普及到了民间，人们都十分喜爱，赞美王妃的聪慧。此后，轩辕黄帝的大宰相、军事家风后，为了便于出征打仗，也命令将士们用梳子盘梳起整齐的发髻。

从此以后，中华民族的文明史中便融入了梳子的元素。伴随历史时光的流逝，梳齿之间，记载着多少时代变迁的痕迹，蹉跎岁月的年华身影，又驻留了多少情怨和惆怅、梳发之举的启示和感悟、生活文化的演绎！

二、送梳子的寓意

一些中式的婚礼上，有的读者可能会听过司仪对新人所说的"一梳梳到尾，二梳白发齐眉，三梳儿孙满地"的吉祥话，传递着家人和亲朋好友对新人的美好祝愿。那么，结婚送梳子有什么寓意呢？

结婚送梳子代表着祝福新人生活美满和幸福。俗话说"人有三千烦恼丝"，送梳子是祝福新人梳去生活中的烦恼，享受幸福快乐的婚姻生活，以梳为礼，是对新人最美好的关怀和祝福。

梳子是每天都会用的贴身之物，结婚送梳子给新人，代表你和新人的关系比较亲密，也代表了你对新人的美好祝福，愿他们的婚姻爱情永远亲密如初。

结婚送梳子给新人，是对新人健康的祝福。因为，头部是人体重要的器官，梳子能促进头部的血液循环，对身体健康有很大的益处，梳头会给人精神，带给人自信！有一种说法把妻子比喻为一把梳子，当丈夫心绪很乱时，要用这把"梳子"来梳理，把心结打开！这是对新人最细微体贴的关怀和最真诚的祝福。

结婚送梳子还有一个意思，是祝福新人顺顺利利。梳头又名顺发，取意一语双关，有顺利和发财、发达的意思，是代表对新人婚姻生活的一种祝福，也是对新人今后事业的一种真诚的祝愿。

自古以来，梳子就有结发的意思，送梳子给新人还是对新婚夫妻相亲相爱、恩爱到老的良好祝福，是对夫妻结发同心、白头偕老的祝愿。

实际上，不但是婚礼，平时送父母长辈、亲朋好友、同事同学梳子，也赋予了丰富的寓意和美好的祝愿！如梳子送长辈：祝长辈健康福乐！送母亲：让妈妈快乐，永远年轻！送老师：恩师永铭记，身体安康！送同事同学：事业有成，一梳百顺。

三、古今名人和梳子的故事

1. 汉代孝子与梳子的故事

古人以梳子为喻，讨论治国安邦的大学问，把梳理与政治相提并论，使梳子的哲学与社会学意蕴变得格外丰硕。汉桓帝时期，有一个叫崔定的人因为非常孝顺并具有特立独行的品性而被举荐做官。在谈论治国安邦的大事时，他曾经在《政论》中写下几十条颇有见地的主张，其中就有以梳子为喻的主张。即"无赏罚而欲世之治，是犹不畜梳枇，而欲发之治也"。崔定将赏罚之类的治世手段，与梳子梳理头发相互比衬，不能不说是一个卓绝的警喻。显然，没有梳子，头发是很难梳理整齐的。倘若赏罚不明、优劣不分、忠奸莫辩，那是很难治理好天下的。

2. 古代治国理政者与梳子的故事

晋惠帝时期的御史中丞、文学家傅咸，写过一篇《栉赋》，他在序言中就说："大才治世犹栉之理发也。理发不可无栉，治世不可无才。"干脆就把梳子比喻成人才的能力和本领。北宋文学家和史学家宋祁在《笔记》中写道："栉之于发，不去乱不能治髻；法之于人，不诛有罪不能完善人，此谓损之有益。"把梳发的哲理思考上升到了国家政治的高度。唐人吴兢，

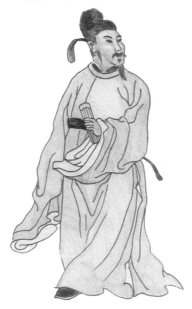

博史通经，长期参与修撰国史。唐玄宗登基时想要独揽君权，行事强硬，但吴兢认为玄宗行事过于武断，易生过失。就直接上书说："帝王之德，莫盛于纳谏。朝有纳谏，犹发之有梳。"提醒皇帝多纳忠谏，就如同手中握着梳子，头发就能随时光滑顺畅。这种以小喻大、以物喻理的方式，使得繁杂的道理变得简单明了。

3. 唐代大诗人白居易与梳子的故事

"夜沐早梳头，窗明秋镜晓。飒然握中发，一沐知一少。年事渐蹉跎，世缘方缴绕。不学空门法，老病何由了。未得无生心，白头亦为夭。"这是被称为诗魔的唐代大诗人白居易写的一首《早梳头》。

白居易 像

这里面有一段凄美的爱情故事：

白居易曾经很深、很痴情地爱过一个女子，为她缠绵不已。从十几岁的少男到五十多岁的衰年岁月里，倾吐了他许多漫长相思和牵挂的诗词。这个女子就是他的初恋情人湘灵。

因父亲所任职的徐州发生战争，白居易被送到符离（今安徽宿州）躲避战乱。当时他大约十九岁，邂逅了年芳十五岁的东邻女湘灵。情窦初开的年纪，湘灵在他的眼中美极了，一首《邻女》，把她比作旱地里的莲花，亭亭玉立，高洁端庄。可是由于他母亲的百般阻挠而被生生拆散。

三十六岁时，白居易才与同僚杨汝士的妹妹结了婚。但婚后依然没有停止为湘灵写诗，除了思念还有愧疚。后来，白居易在被贬谪江州的途中，再遇已经四十岁、仍然遵诺守身的湘灵。白居易做了《逢旧》这首诗："我梳白发添新恨，君扫青娥减旧容。应被旁人怪惆怅，少年离别老相逢！"湘灵在最好的年华里和他相遇，未能娶她，如今青春已逝，还能奢望给她一个归宿吗？白居易五十二岁任杭州刺史，在期满回途中，特意去符离看望湘灵，但是湘灵一家已经不知去向。

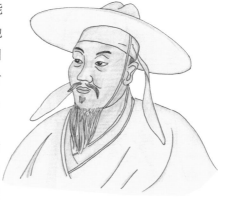

陆游 像

4. 宋代文豪与梳子的故事

"黄昏梳头助眠法"也为被称东坡居士的北宋大文学家苏轼所推崇。苏轼曾一度脱发严重，后来他接受一位名医劝告，早晚坚持梳头，不久即愈。俗话说："千过梳头，头不白。"每天早晚坚持梳头，可疏通经气，促进头部血液循环，防止头发营养不良而致的白发、黄发和脱发。大文学家苏轼对于梳头促进睡眠有深切体会，说："梳头百余下，散发卧，熟寝至天明。"

南宋著名的爱国诗人陆游，也是一位善用梳子养生的高手。他年轻的时候仕途坎坷，报国大志一直难以实现。晚年生活困顿，却享有83岁遐龄，有时还能上山砍柴挑回家。陆游晨起坚持梳头，在白发上梳了再梳，终于梳出茸茸黑发。陆游曾吟道："觉来忽见天窗白，短发萧萧起自梳。"古人信奉"身体发肤"均是父母所赐，不能毁伤，因此，即便是男子也不剃发，所以陆游八十开外的时候，仍然称呼自己的头发为"胎发"。陆游诗句中关于梳头，特别是有关晨起梳头的着实不少，如"一头胎发入晨梳""晨起发满梳""晨起梳头拂面丝"等。

5. 毛泽东与梳子的故事

据《毛泽东遗物的故事》记载，"毛泽东喜欢梳头"。1945 年，毛泽东患了严重的神经衰弱症。在患病期间，毛泽东依然坚持工作。不过，他每天梳头的次数大大地增加了。他常用的梳子就摆在办公桌上，伸手可及。卫士们十分体谅他的痛楚，每当他停下工作小憩时，便马上拿起梳子为他梳梳头。新中国成立后，毛泽东工作十分繁忙，但喜欢梳头的习惯一直未改。此后的二十多年里，毛泽东每逢工作后小憩时，总是叫工作人员为他梳头。毛泽东曾跟李银桥说，"银桥，补脑有很多种法子呢。睡上一觉可以补脑，吃红烧肉可以补脑，你每天给我多梳几次头也是补脑噢！"在李银桥为他梳头的时候，他告诉李银桥："银桥啊，梳头确实很舒服呢。经常梳头可以促进大脑血液循环，能把有限的营养首先满足大脑的需要。你给我梳一次头，就等于让我吃了一次红烧肉呢！"

四、梳子和中医的渊源

如果问你梳子是用来干什么的，90% 的人可能都会回答是用来梳头的。但是，您知道吗？梳子其实是一味"中药"。

很多读者都知道，现存最早的中医著作是《黄帝内经》，正是炎黄时代，造出了人类第一把梳子。1959 年，山东宁阳县大汶口出土回旋透雕象牙梳一把，震惊了史学界。这件文物距今已 4500 余年，正是炎黄时期的作品！长沙马王堆一号汉墓出土黄杨木梳和银质对梳，距今已 2000 多年。1973 年，考古学家又在嵇康的故乡东郊，发现东晋时期半圆形漆雕图案木梳一把，距今 1500 余年。

隋朝名医巢元方明确指出，梳头有通畅血脉，祛风散湿，使发不白的作用。隋代医学家曹之方说，梳头具有疏通血脉，祛散风湿及乌发之功效。《延寿书》也认为，发多梳能祛风明目。现代研究表明，经常梳头有利于改善头部的血液循环，使头发光润乌黑，发根牢固，防止脱落，强身健体，明目聪耳，并能有效的预防脑血管病，增强大脑功能，解除疲劳，预防大脑老化，达到延年益寿的效果。唐代药王孙思邈，不但是历史上卓著的医

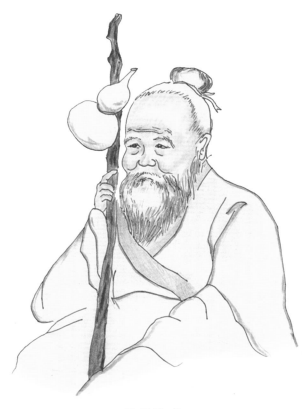

药学家，还是养生专家。相传百余岁时仍然眼不花，耳不聋。孙思邈擅长养生，他有一个"健身十三法"，其中一法就是：发常梳。唐代冯贽著《云仙杂记》一书中就曾提到名医孙思邈造百齿梳梳头作为养生之道。孙思邈认为：梳头可以使身体愉泽，面色光泽，耳目精明，令人食美，气力强健，百病皆去。

经常梳头能够促进睡眠。宋朝人郭尚贤在其著作《清异录》

孙思邈 像

中写道："梳头洗脚长生事，临卧之时小太平。"因此对于经常失眠的人士来说，常梳头，也许会收到意想不到的效果。

明朝养生学家冷谦，相传活了150多岁，他将一生养生之法整理为《修龄要指》一书，在书中提出了"十六宜"，其中第一宜就是"发宜常梳"。古代医学家认为"头当数栉，血流不滞，发根常坚"，又说"每日梳千下，则固发祛风，容颜悦泽"。

五、不同材质梳子的特点

（一）木梳

木梳，一般常选择手工打磨的桃木梳子、黄杨木梳子、枣木梳子和檀香木梳子等，木梳适合任何人，价格也较实惠。檀香木的梳子有一股天然檀香的香味，闻起来非常舒服，但价格较贵。

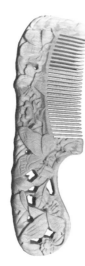

桃木梳子

1. 桃木梳子

桃木亦名神仙木、英雄木、降龙木等。传说夸父追日，临死前将神木抛出化成了一片桃林。几千年来，桃木就有镇灾避邪之说，据《典术》记载："桃木乃五木之精，仙木也，能压邪气，镇治百鬼。"在中国民间文化和信仰上有非常重要的地位。至今，民间还认为桃木制品可驱除鬼怪、辟邪。中国最早的春联是用桃木板做的，又称桃符。汉时，刻桃木印挂于门户，称为桃印。《庄子》上说，插桃枝于户，童子入不畏，而鬼畏之。古人还用桃枝洗澡，认为可避邪气。桃木木质细腻，木体清香，散发出一股桃花气味。李时珍曾在《本草纲目》中写到"桃味辛气恶，故能厌邪气"。

桃木梳子的特点：齿体圆滑，手感舒适，无静电。长期使用可保护发质，畅通头部经络，消除神经疲劳，提神醒脑，有延年益寿之功效。

分辨桃木梳子真假的方法：用食盐水浸泡能加浓桃木的味道，水变成红色，还散发出一股桃花味；假桃木没有这种特征。再大一点儿的桃木上会看到节疤且木质纹理清晰，因桃木很少有大料，大一些的桃木都是靠拼接而来，所以辨别大的桃木梳子时可辨认是否有拼接的痕迹。

2. 黄杨木梳子

黄杨木属黄杨科，别名千年矮、小叶黄杨。材色呈淡黄色，俗称象牙黄，黄杨木新切面一般呈鲜黄色。黄杨木自古是制梳首选。据《本草纲目》载："世重黄杨，以其无火""其木紧腻，作梳、剜、印最良""清热、利湿、解毒"。现代医学发现，其内含黄杨素（$CH_{18}H_{21}NO_3$），可抑制真菌生长，故而梳头后止痒去屑效果较好。黄杨木又属药材木，韧性优良，纹理细腻，硬度适中，没有棕眼，经常梳头有良好的保健作用。黄杨木生长非常缓慢，一般要生长四五十年才能长到 3 ～ 5 米高，所以有"千年难长黄杨木"的说法。旧时传说，黄杨遇闰年不仅不长，反要缩短。宋苏轼："俗说，黄杨一岁长一寸，遇闰退三寸。"故有"千年矮"之说，随着年代的久远，木色会由浅入深，呈浅褐色泛黄，逐趋枣

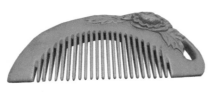

黄杨木梳子

红，古朴美观。

市场上有很多水黄杨木或者茶黄杨木梳子，跟小叶黄杨木完全是不同的树种。水黄杨梳子越洗越无光泽并越来越糙，正宗的小叶黄杨木梳不会出现这种现象。能做梳子的、直径18厘米以上的小叶黄杨木非常稀少，价值比水黄杨木或者茶黄杨木高很多。那么如何鉴别小叶黄杨木梳呢？从颜色上看，不能太深或太浅以至泛白；注意看木质的年轮、木质的结构。真小叶黄杨木质紧致细腻，有天然的亚光泽且无毛糙感。

3. 枣木梳子

枣木是多年生木本植物，质地坚硬密实，木纹细密。枣树一般生长很慢，碗口粗的树干需要长上几十年。枣木虫不易蛀，古代刻书多用枣木雕版。枣木木质坚硬细密，纹理美观，色泽柔和自然。枣木和佛教的渊源很深，佛经刊印就采用枣木制版，很多观音像也采用枣木雕刻而成，不论佛教、道教都采用枣木制作法器，具有辟邪驱秽的法力。《本草纲目》中记载枣木："能通经脉，令发易长。"据说，假如您身体某一部位感到不适，可取家中枣木梳放至火上烤温热，然后放至病灶部位约两分钟，如此反复三次，病痛可减轻乃至痊愈。枣木有药用功能，主要功效是健脾和胃，燥湿止泻。《本草纲目》记载枣树：味甘，涩，温。主治中蛊腹痛，面目青黄，淋露骨立。锉取一斛，水淹三寸，煮至二寸澄清，煎五开。且服五合，取吐即愈。又煎红水服之，能通经脉。

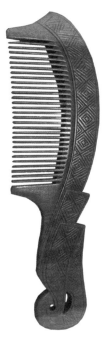

枣木梳子

4. 檀木梳子

檀在梵语中是布施的意思。檀木质地紧密坚硬、色彩绚丽多变、香气芬芳永恒，可长期存放而不变质，不受虫蛀。据说百毒不侵，避邪治病，故又称圣檀。所以人们常常把它作为吉祥物，以保平安吉祥。

制作梳子的檀木主要分为黑檀、红檀和玉檀三种。主要产自东南亚、南美洲以及非洲最原始的热带雨林，因为生长极其缓慢，故而珍贵异常。黑檀木梳色调深沉古雅，古色古香，温润细腻，光泽质感，纹理美观，华贵内敛，很符合中国传统的审美价值观；红檀红润色调，纹理华贵，彰显

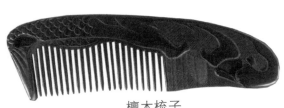

檀木梳子

古朴典雅的气息；玉檀又称绿檀或圣檀，有凤尾般美丽的花纹，可以随着光线、温度而改变颜色，久置变成祖母绿色；玉檀富含天然油脂，可以滋养头发，去除头发异味，使头发柔顺光亮。檀木带有独特的淡淡香味，香味纯正怡人，温和隽永，引人心爽神宁。古时候点燃用以驱赶蚊虫，安神助眠。在中国民间更有绿檀镇宅、辟邪、纳福的说法。根据《本草纲目》记载，檀木可以消风、清热、解毒，长期使用檀木梳子梳头能促进血液循环，疏通头部经络，宁神定气，健脑益智，有益睡眠，增强记忆力，保护发质。

（二）牛角梳子

角梳主要以牛角为原料，采用传统工艺手工精心制作而成。牛角梳的材料有水牛角、黄牛角、牦牛角、犀牛角等。好的牛角梳手感温润如玉、厚实，牛角色泽圆润，不起静电。牛角梳质地坚实、不易弯裂，不伤皮肤，不伤头发，去垢而不沾，解痒而不痛，温润而不挂发，有很好的护发效果。牛角梳常见的为：水牛角梳、黄牛角梳和牦牛角梳。牛角是中医药材，具有凉血解毒、镇痛止痒、舒筋活血、安神健脑之功，经常使用能促进头部血液循环，有去屑护发的作用。对脱发、头痛、神经衰弱有独特的治疗功效，且能舒筋通络，增强细胞免疫力。

1. 水牛角梳子

水牛角梳子比较厚，但是质地脆，不论多么厚实的水牛角梳子，只要掉地上，不是断齿就是断背，非常容易损坏，所以，水牛角梳子价格偏低且不耐用。水牛角梳子性凉，适合体质偏热的人。

水牛角梳子

2. 黄牛角梳子

黄牛角梳子比水牛角梳子脆性稍好一些，属于中等，价格

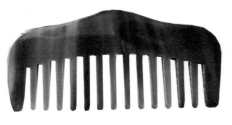

黄牛角梳子

在水牛角梳与牦牛角梳之间。黄牛角
梳子性温，适合体质偏寒的人。

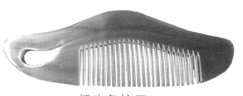

牦牛角梳子

3. 牦牛角梳子

牦牛角梳子是角梳中最好的。牦
牛角密度大、硬度高、韧性好，不易
损坏，其角质的细腻程度和韧性是其他角梳所无法比拟的，功效也是角梳
中比较好的。牦牛生活在海拔 3000 米以上无污染的地区，现在牦牛角资源
非常稀缺，因此牦牛角梳子的价格是所有牛角梳中最高的。

如今市面上的角梳良莠不齐，真与假的区别是：真正的牛角梳有着天
然的弧度，真牛角梳不会起静电，烧焦状态下会有同烧焦羽毛或头发的气味，
摸上去有手感，比塑料要重，而且一般会有轻微血色和纹路。因接触热水
或者温水容易变形开裂，怕湿，故洗澡或者洗头时不要用牛角梳。湿后要
及时擦干，放在阴凉处。

（三）玳瑁梳子

《本草纲目》记载玳瑁合药能治冷嗽、降火气、降血压、治头痛，缓
解热病神昏、惊厥、中风阳亢的症状，对用脑过度者尤有功效。玳瑁制品
色似琥珀，温润细致，品味华贵高雅。颜色有：琥珀、金黄、亚黄、灰暗、
中斑、中红、深斑和乌云八种。玳瑁永不褪色，具有收藏价值。汉代的著
名诗篇《孔雀东南飞》中有"足下蹑丝履，头上玳瑁光"的名句。用玳瑁
制成的梳子色彩自然绚烂，花纹透彻美丽，梳头能保养头发，滋润光泽。

战国时期，玳瑁饰品已经用于男子饰品。而在唐代，玳瑁曾用于制造
钱币——开元通宝，出土于西安法门寺真身宝塔地下藏宫，非常宝贵，全
世界仅有 11 枚。在我国古代，玳瑁梳、篦属于珍贵的梳妆用具。清代慈禧
太后就喜欢用玳瑁梳、篦梳头。玳瑁角质，有"海金"之誉，自古被视为
祥瑞，为幸福之物，代表高贵、神圣，并可避邪及镇宅，是历代宫廷权贵
们的饰物。

玳瑁是一种爬行纲海龟科动物，
玳瑁制品是用玳瑁龟的龟壳制作的。
龟壳上面布满半透明状的美丽花纹和
颜色，同时也有很高的药用价值，但
根据《国家重点保护野生动物名录》

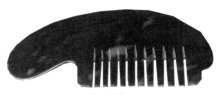

玳瑁梳子

规定，玳瑁属于国家二级重点保护珍贵、濒危野生动物，捕猎是违法的。

（四）砭石梳子

砭石者，以石治病也，关于砭石的记载最早出现在《黄帝内经》中。砭石梳子是指用天然砭石加工制作而成的梳子。中医认为砭石有安神，调理气血，疏通经络的作用。现代医学手段检测发现，砭石含有 40 多种有益于人体的微量元素和矿物质，以及人体所必需的钙、镁、锌、铬、锶、硒等 20 多种元素。据研究，砭石有能量场，可以发出许多对人体有益的宽频带远红外射线，远红外频率可达范围为 7 ~ 20 微米。同时砭石摩擦人体能产生有益于身体健康的超声波脉冲，平均超声波脉冲次数可达 3708 次，频率范围为 2 万 ~ 200 万赫兹，是所有材质之首。小剂量的超声波对神经有

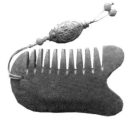

砭石梳子

抑制作用，可减慢神经的传导速度，从而具有明显的镇痛作用。人体吸收超声波的能量后，皮肤的血液微循环会加快，从而调理新陈代谢。远红外射线可在组织内出现发热反应，所产生的热量具有镇痛、解除肌肉痉挛、改善组织微循环状态等作用。砭石为晶体，是粒度小于 0.03mm 的方解石微晶岩体，质感非常细腻，摩擦人体会使人感到非常舒服。砭石梳子性温，适合体质偏寒的人。

（五）玉石梳子

玉石梳子适合任何人，但价格贵且易摔断齿或断背，不便携带，可放在家里使用、观赏与收藏。中国玉梳所用的玉材，

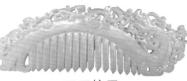

玉石梳子

多采用和田玉、蓝田玉和岫山玉料。玉梳不仅用于梳头，还可当按摩器，按摩头部、脸部。

古往今来，上至帝王将相，下至布衣百姓，都把玉视为神圣吉祥之物，稀世之宝。《神农本草经》《本草纲目》等古代医药名著都记载玉石有"除中热，解烦懑，润心肺，助声喉，滋毛发，养五脏，安魂魄，疏血脉，明耳目"等功效。

玉梳在我国具有悠久的历史，可以追溯到遥远的新石器时代晚期，有人说到了青铜时期，男儿爱青铜，女子配玉梳是非常高贵雅致的。到唐五代时，玉梳就比较流行了。玉梳自古以来被人们认为能够起到美容、疏通血脉和延年益寿的作用。玉的安神、镇静、驻颜功效在慈禧太后的美容秘

法中得到淋漓尽致的呈现。经常用玉梳梳头，由于摩擦皮肤与穴位等作用，人体细胞和玉石发出的波动产生共鸣和共振，使人体细胞组织更具活力，并促进血液循环、增强人体细胞的新陈代谢、排除体内废物，帮助人体提高免疫力。玉石中含有硒、锌、铜、钴、锰等许多微量元素，与人体长期接触，这些有益元素会逐步被人体吸收，使体内各种微量元素得到补充，起到祛病健身的作用。用玉梳梳乳房效果更好，因为玉石的质地圆润、光滑、触感舒服，有润肤、生肌、清热解毒、去浊的作用。人养玉，玉养人，玉石颜色鲜亮，质地细腻，结构致密。素有"如意、长寿、平安、吉祥"之寓意。

（六）塑料梳子

塑料做成的梳子，在梳理的时候容易产生静电，使本身易干的头发更加干

塑料梳子

燥、易折断。同时，由于产生的静电刺激头部的皮肤，影响头皮及发根的健康。对于有头屑和沾染尘埃较多的头发，用塑料梳子会使发垢越贴越紧，而且，带静电的头发还比较容易吸附空气中的尘埃，不利于保持头发的洁净。

六、如何挑选养生好梳子

梳子从选材上分为木质、角质、玳瑁、砭石、玉质、牙质、金属、竹质、塑料等。古人对梳子大有讲究，材质不同功效各有不同。梳子的选择关系我们的身体健康，使用梳头来养生，必须先选择一把优良的梳子。

（一）从材质上选用梳子

以木梳、牛角梳、砭石、玉梳的圆头齿梳为宜。因塑料梳子梳理时容易产生静电，使干性头发更干燥易断，还会刺激头部的皮肤，影响头皮及发根的健康，所以不建议使用。

（二）从体质上选用梳子

玉石梳子适合任何人，但价格较贵。砭石梳子性温，价格也不菲，适合体质偏寒的人。牛角梳，其中黄牛角梳性温，适合体质偏寒的人；水牛角梳子性凉，适合体质偏热的人。木梳适合任何人。

（三）从梳齿上选用梳子

好梳子应该看其设计和工艺：梳齿排列均匀、整齐，间隔宽窄合适，

不疏不密；梳齿的尖端要钝圆，不可过于尖锐，以免损伤头皮。

（四）从质量上选用梳子

梳子如果质量不好、不合适，头发就易断，易打结，在梳发时就会觉得不舒服，所以选购梳子不要贪便宜。可以在手背上用平常梳头的力度试一试，看是否柔软有弹性，不要买尖锐且有扎手感觉的梳子。

（五）从功用上选用梳子

在使用梳子时，应该根据不同情况选用不同的梳子。密齿梳适合头发稀疏者，密齿梳看上去更密集且接触头皮较多，可增加血液循环。阔齿梳适合头发易打结和每日洗吹头发者。梳子选择不当，会令头发容易折断。此外，头发洗好后，在还没干透的情况下梳理，会伤到头发尚未闭合的角质层。建议洗头发之前先梳通头发，洗后用电吹风吹干或待其自然阴干后再梳理。

七、梳子的清洗、保养和存放

不论您使用哪种梳子，一定要注意梳子的清洗，许多头皮疾病都是经梳子传染的。油脂、灰尘等污垢残留在梳子上，时间久了，会滋生病菌，通过与头皮接触感染人体。因此，梳子要经常清理，可以将其放在肥皂水里轻摇数分钟，用旧牙刷逐个梳齿缝刷洗，再用清水冲净，然后挥去剩余水分，用干布擦拭自然风干。保持梳子的清洁也是保护头发，促进头皮血液循环的重要步骤。同时根据您的具体情况，可准备几把梳子轮换使用。如根据存放地方的不同而选择不同材质、大小的梳子：随身携带可选实用的小梳子；放置包中可选型号大一点的；置于家中可选具有观赏与收藏价值的梳子。为了便于梳子洗涤，常出差者可选颜色较深的，如黑牛角梳、桃木、茶黄杨木梳。当然如果愿意经常清洗，也可选择色泽较浅的梳子，如黄杨木梳、白牛角梳等。

牛角梳、木梳不宜长时间放在烈日下暴晒，不宜放置于火炕、火炉以及暖气管的附近，不要对着空调风口直吹，不宜放置在非常潮湿或干燥的室内。在很潮湿的环境里，部分木梳会长"毛"，例如绿檀木梳会吐出银白色的丝出来。不宜用带水的毛巾擦拭，这样会使角梳、木梳过于潮湿，可用纯棉毛巾蘸少许核桃仁油轻轻擦拭角梳、木梳的表面起到理想的保养效果。

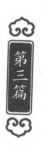

第三篇

一梳在手 女人美容不用愁

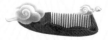

一、梳子养生美容基础理论

（一）养生美容与经络理论

通过梳头来养生美容是中医外治法的一种，其理论基础和中医经络脏腑理论是分不开的。在中医学的理论中，经络是运行气血、联络脏腑和体表及全身各个部位的通道，是人体功能的调控系统。在我们人体内分布的十四条经脉的通路上布满了许许多多的经穴，它是我们人体脏腑经络气血输注出入的特殊部位，也可以说体内的脏腑之气，通过人体经络向外输出而聚集于体表的某些特殊部位上，对于这些特殊部位我们就称为经穴，也叫腧穴。每一个经穴都与其所对应的脏腑有着密切的关系。所以可以用梳子梳刮、按摩，作用于人体表面的经络穴位、阳性反应点等，通过经络的传导作用激发人体内部器官之间的相互协调，使阴阳达到相对平衡的状态，增强人体抗病能力，最终达到扶正祛邪、治愈疾病的目的。下面从四个方面来具体论述：

1. 十四经络皆通于脑

一个人的精神面貌主要表现在哪儿呢？其关键就在于头部。早在几千年前，我们伟大的祖先就在不断地实践探索中总结出，我们的身体是借由复杂的经络联系五脏六腑、四肢百骸，从而组成了一个完整的系统。经脉中的"气血"一直川流不息，相互贯通。中医学理论认为，人体中的十四条经脉，皆上会于头部，所以头部还汇集了众多的穴位，这些穴位与经脉联系在一起，起到了联络上下、运行气血、濡养全身、抗御外邪、调节平衡的作用。

《素问·脉要精微论》指出："头者，精明之府""五脏六腑之精气皆上注于头面"，说明头部与人体内各脏腑器官的功能有密切的关系。在上述著作中还指出："头倾视深，精神将夺矣。背者，胸中之府，背曲肩随，府将坏矣。腰者，肾之府，转摇不能，肾将惫矣。膝者，筋之府，屈伸不能，行则偻俯，筋将惫矣。骨者，髓之府，不能久立，行则振掉，骨将惫矣。"这是说人的大脑为元神之府，只有肾精生化之髓充实其中，人才能精神焕发，思维敏捷。若一个人头往前倾，目睛内陷，表明他髓海不足，元神将惫。背为胸廓，心肺居于胸中，若背曲肩随，就是心肺已虚的象征。腰为肾脏所在部位，不能转摇，就是肾脏功能衰老疲惫的表现。中医学理论认为，头部为诸阳之会，精明之府，气血皆上聚于头部，头部与全身的经络腧穴紧密相连。只有气血平衡，阴阳调和，人才有充足的精气，眼睛才会明亮，大脑的思维才会活跃，考虑问题才比较灵活。而十二经脉、奇经八脉等是起到人体内外上下、脏腑器官互相联系，气血调和输养传导的作用，这些经络或直接汇集或间接作用于头部。分别简述如下：

手足阳明经分布于前额及面部。手阳明大肠之脉的一个支脉，从锁骨上窝上行，经颈部至面颊，入下齿中，回出挟口两旁，左右交叉于人中，至对侧鼻翼旁，经气于迎香穴处与足阳明胃经相接。足阳明胃经起于鼻翼旁（迎香穴），挟鼻上行，左右侧交会于鼻根部，旁行入目内眦，与足太阳经相交，向下沿鼻柱外侧……沿下颌角上行过耳前，经过上关穴（客主人），沿发际，到额前。

手足少阳经分布于头侧部。手少阳三焦经的一个分支是从耳廓后面进入耳中，再出走于耳廓前面，经过下关穴所在部，向前交叉于面颊部，到达外眼角（目锐眦），接于足少阳胆经。足少阳胆经起于眼外角（瞳子髎穴），向上到达额角部，下行至耳后（完骨穴），外折向上行，经额部至眉上（阳白穴）……耳部分支：从耳后（完骨穴）分出，经手少阳的翳风穴进入耳中，过手太阳经的听宫穴，出走耳前，至眼外角的后方。

手足太阳经分布于头颊、头颈部。手太阳小肠经的一个分支是从锁骨上缺盆穴处分出，沿颈侧向上达面颊，行至外眼角（目锐眦），折返进入耳中。又一支脉是从面颊部分出，上行至眼眶下方，抵达鼻旁，行至内眼角（目内眦）。足太阳膀胱经起于目内眦（睛明穴），上达额部，左右交会于头顶部（百会穴）。本经脉分支从头顶部分出，到耳上角部。直行本脉从头顶部分别向后行至枕骨处，进入颅腔，络脑，回出分别下行到项部。

督脉是沿脊柱上行，经项后部至风府穴，进入脑内，沿头部正中线，上行至巅顶百会穴，经前额下行鼻柱至鼻尖的素髎穴，过人中，至上齿正中的龈交穴。

任脉沿腹部正中线向上到达咽喉部（天突穴），再上行到达下唇内，左右分行，环绕口唇，交会于督脉之龈交穴，再分别通过鼻翼两旁，上至眼眶下（承泣穴），交于足阳明经。

六阴经中则有手少阴与足厥阴经直接循行于头面部，手少阴心经的分支是从心系分出，夹食道上行，连于目系（目与脑相连的脉络）。足厥阴肝经在循喉咙之后，向上进入鼻咽部，连接目系（眼球连系于脑的部位），向上经前额到达巅顶与督脉交会。

除手少阴与足厥阴经脉直接上行头面之外，所有阴经的经别合入相表里的阳经之后均到达头面部。

因此，人体的经气通过经脉、经别等联系集中于头面部。在气街学说中，将头之气街列为首位，其原因也在于此，并因此而有气出于脑的阐述。这些都说明头面部是经气汇集的重要部位。因此，通过梳理头部，可起到按摩、刺激作用，能平肝、息风、开窍守神、止痛明目、疏通头部血流，提高大脑思维和记忆能力，促进发根营养，减少脱发，消除大脑疲劳，有利于睡眠。

2. 经络皮部学说

"皮部"（即十二皮部）理论是中医经络学说的一个重要组成部分，所谓"皮部"是指经络系统在皮肤的分布。皮肤是人体最大的组织，与内脏有密切的联系，根据中医学的观点，皮肤和内脏一样，都是受十二经脉气血濡养和调节的。《素问》有"皮部以十二经脉为纪"和"十二经脉者，皮之部也"的记载，说明了皮肤和十二经脉的关系。

（1）皮部的含义

皮部，是指经络系统在皮肤的分布。它具有两种意义：一是指整体性的；一是指局部性的。整体性，说明皮部为人体暴露于外面的最浅表的部分，是人体直接接触外界，且对外界气候变化最敏感的组织，并能对这些变化具有调节和适应功能，起着保卫机体、抵抗外邪的作用。

皮部的局部性含义，是指十二经脉在体表的分布范围。《素问·皮部论》说："皮部以经脉为纪。"因经脉有 12 条，所以皮肤也分为 12 个部位，称为十二皮部，故皮部就是十二经脉的皮肤分区。同时也是络脉的分区，它同络脉特别是与浮络更有密切关系，《素问·皮部论》指出："凡十二经脉者，皮之部也。"皮部作为十二经络的体表分区，其与经络的不同之处在于，经脉是呈线状分布，络脉是呈网状分布，而皮部则着重于"面"的划分，其分布范围大致上属于该经络分布的部位，且比经脉更为广泛一些，呈现"面"状分布。中医学中认为凡是经络的局部疾患，多与其所统辖的皮肤部位有密切关系，当皮部受病邪侵袭时，可先传于络脉，次传入经脉，再传入脏腑，从而发生"大病"。具体阐述了局部与整体的辨证关系，体现了中医学的整体观点。

（2）皮部理论与临床应用

中医学在临床辨证方面很注意疾病的外部表现，并重视疾病的内外相应现象。《外科启玄》说："外有部位，中有经络，内有脏腑。"指出了"皮部－经络－脏腑"之间的特殊联系。现代医学通过临床验证，初步证实了"经络－内脏－皮层相关"的客观存在。所以内脏疾病可通过经络反映到体表皮层，而皮层（外部）病痛也可以通过经络传入内脏。临床上根据皮部出现的异常现象，如压痛、色泽改变、斑疹等，作为诊断内脏病变的依据。

用梳子在皮肤上梳理，一是对内脏功能有明显的双向调节作用，如肠蠕动亢进者，在腹部和背部等处进行梳理，可使蠕动亢进的肠道受到抑制而恢复正常；反之，肠蠕动功能减退者，则可促进其蠕动恢复正常。这说明梳子梳理可以改善和调整脏腑功能，使脏腑阴阳得到平衡。二是可调节肌肉的收缩和舒张，使组织间压力得到调节，以促进组织周围的血液循环，增加组织血流量，从而起到活血化瘀、祛瘀生新的作用，还可以增强局部血液循环，使局部组织温度升高。三是在梳子的直接刺激下，可提高局部组织的痛阈。四是通过梳子的梳理作用，可使紧张或痉挛的肌肉得以舒展，从而消除疼痛。

3. 中医整体观和生物全息理论

中医理论认为人是一个有机的整体，人体的各个部分不是孤立的而是彼此协调、内外相连、表里相应、相互为用的。刺激机体的某个部位或某个部位发生变化时都会引起相应的全身性反应。而生物全息论就是基于以小窥大的中医整体观，嫁接全息照相的概念，来说明生物体每一个相对独立的部分，是整体比例缩小的全息现象。因而中医全息诊疗法中任何一个局部器官的穴区图，都可以看成是整体图谱的缩影。全息胚胎上的穴区点，实际上是整体某一器官的位点。应用梳子进行梳刮、按摩治疗就是应用这些规律通过梳理局部达到治疗全身疾病的目的。

（二）养生美容与情志疗法

俗话说相由心生，一个人的外貌与内心的情绪有很大的关系。《黄帝内经》指出，"喜怒不节则伤脏"，说明情志不加节制会损伤脏腑功能，具体地说是："怒伤肝，喜伤心，思伤脾，忧伤肺，恐伤肾。"《黄帝内经》又云："心为君主之官，统领五脏六腑。"所以调节心态，抒理情志是非常重要的。临床上并非是一情只伤一固定脏腑，而是既可一情伤几脏，又可几情伤一脏。

中国梳子养生操

如思虑过度可影响脾的消化吸收功能，同样悲忧太过亦能影响于脾，导致食欲不振、脘腹胀满。《素问·灵兰秘典论》曰："主不明则十二官危。"说明情绪之害，不仅是情志病发生的原因，也是诸脏腑病（包括现代疾病如免疫力低下、过敏、血液病、肝胆病、心脑病、肿瘤等）产生的重要原因。调整经络可化解清除情绪之偏，治疗由此引发的多种顽症怪病。

通过梳子梳刮、按摩作用于经络穴位，调控、疏解相关经络，可以有效改善缓解情志病证；梳理头发，也是在梳理一份好心情，有益心理健康。梳出容光焕发，梳出由内而外的美丽和健康的身体。

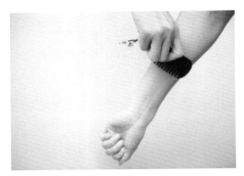
厉梳法

二、梳子养生美容的常用手法

1. 厉梳法

一手握梳子，梳理时按压力量较大，移动速度快，以能承受为度。一般多用于年轻力壮、体质较强，或新、急病的实证者，做上下左右，或短或长的线条状梳理，能达到疏通经络、疏泄病邪、改善脏腑功能的作用。

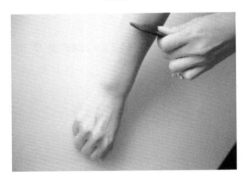
平梳法

2. 平梳法

一手握梳子，梳理时按压力量较小，移动速度慢，一般多用于年老体弱，或久病重病的虚证者。做上下左右，或短或长的线条状梳理，主要达到活血化瘀，激发人体正气，增强免疫的功能。

3. 推刮法

一手握梳子，用梳子背接触皮肤的梳理部位，利用腕力进行刮拭，

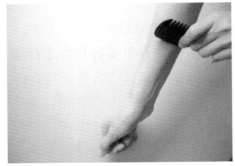
推刮法

梳子背的移动方向与皮肤之间的夹角以45°为宜，做单向的匀速推动梳理，具有疏通经络、活血化瘀的作用。

4. 按揉法

一手握梳子，用梳齿、梳角紧压在皮肤经络穴位，着力点不移动，向下有一定压力，点下后做来回往复或顺逆旋转的手法，至发热为宜。频率掌握在50～100次/分。多用于足三里、涌泉、内关、太冲、太阳穴等穴位。

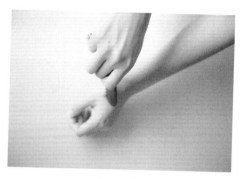

按揉法

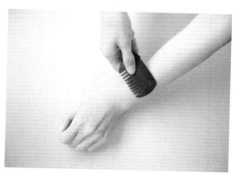

拍打法

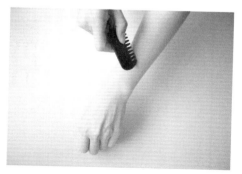

震动法

5. 拍打法

一手握梳子，用梳背或梳平面拍击体表的某些特定部位，进行轻重不同且有节奏的拍打。多常用"四—四"拍，即打一拍后再连打四拍，再打一拍，再连打四拍。有节奏的拍打，既可省力又有一种舒适感，具有行气活血、疏通经络、散瘀消肿、强筋健骨等作用。

6. 震动法

一手握梳子，用梳齿、梳角紧压于一定的部位或穴位上，手部肌肉及前臂部肌肉绷紧，做上下集聚的震颤动作，使局部产生震颤感和温热感，操作时向下压力不宜过重，手臂亦不宜摆动，避免产生叩击、冲撞感，其特点为振动幅度小、振动频率高。震动法适用于头面、胸腹、腰背和四肢部，具有活血止痛、和中理气、温经散寒、消食导滞等作用。

7. 点压法

一手握梳子，用梳齿、梳角垂直点压于穴位或痛点处，逐渐用力按压，以能承受为度，产生酸胀感

中国梳子养生操

为佳。保持数秒后快速抬起。适用于全身各处穴位，是一种较强的刺激手法，有镇静止痛、放松肌肉、解痉的作用。

8. 摩擦法

一手握梳子，用梳背、梳角或梳面压于操作部位的皮肤或隔衣、隔布进行直线往返或旋转移动的刮拭，以产生热感为度。平面移动压力大于垂直向下的按压力度，动作须轻柔均匀，快慢均可。多用于肩胛内侧、腰腹部。也可先用该法使皮肤有热感后，再进行其他操作。

9. 面梳法

一手握梳子，用梳背轻按操作部位，按面部不同部位自上而下或自下而上，由左至右或由右至左进行梳刮，梳眼疾时按眼的走向从内向外，适度操作。

10. 梳浴法

沐浴时用软梳擦拭体肤，先从远离心脏的部位开始，不能用力的地方可用海绵或丝瓜擦拭，重点梳理脂肪堆积部位。此法能消除体表老化的组织细胞，使汗腺、皮脂腺排泄通畅，疏通经络，促进皮肤的血液循环，起到美容、增强体质的作用。梳理完成后再做一次简单的冲洗，如皮肤干燥，可先在皮肤上涂些润肤霜，以防不适。

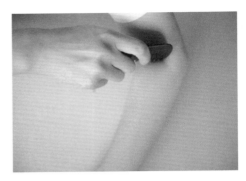

点压法

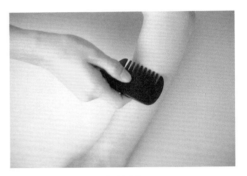

摩擦法

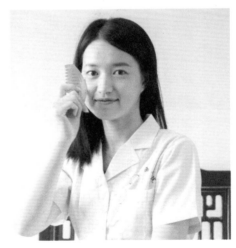

面梳法

三、梳子养生美容操准备知识

1. 简便易行的指寸定位法

1寸：拇指第一关节的宽度。

1.5寸：食指、中指并拢，以食指第一节横纹处为准，两指间宽度。

2寸：食指前两节的长度。

大拇指指蹼前缘至指端长度。

3寸：食指、中指、无名指和小指四指并拢，以中指第二节横纹处为准，四指间宽度。以上使用"4横指"的说法。

注：均指本人手指对应相应尺寸。

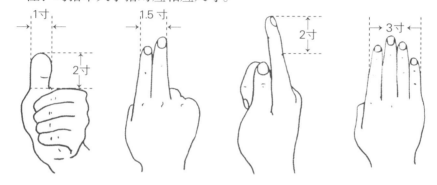

2. 阿是穴与经外奇穴

阿是穴又名压痛点，多位于病变的附近，也可在与其距离较远的部位，没有固定的位置和名称。阿是穴的取穴方法就以痛为腧，即"有痛便是穴"，在症状反射区域，按揉时有酸、麻、胀、痛、重等感觉，或反而感觉舒适的部位。

经外奇穴是指既有一定的名称，又有明确的位置，但尚未归入或不便归入十四经系统的腧穴，又称"奇穴"。奇穴多数对某些病证有特殊疗效。

3. 梳子养生美容操介质

用梳子刮梳时，为了减少对皮肤的摩擦损伤，方便梳刮，在皮肤上涂些润滑剂，或者为了增加辅助效果而添加的某些药品等被称为介质。在刮梳头部时，一般不需要介质。下面介绍几种常用介质及作用：

（1）**滑石粉**：有润滑皮肤的作用，在夏季常用，适用于各种病症，是临床上最常用的一种介质。

（2）**爽身粉**：有润滑皮肤、吸水的作用，质量较好的爽身粉可代替滑石粉应用。

（3）**凉水**：即食用洁净凉水。有清凉肌肤和退热作用。

（4）**红花油**：由冬青油、红花、薄荷脑配制而成，有消肿止痛等作用。常用于急性或慢性软组织损伤。

（5）**麻油**：即食用麻油。运用擦法时涂上少许麻油，可加强手法透热的效果，提高疗效。

4. 梳子养生美容操的禁忌证和注意事项

特别提醒：梳子养生操有一定的防治亚健康、美容和辅助治疗病症的作用，但不能代替医生的治疗。如疑患疾病，应及时至医院接受诊治。

禁忌证：

（1）头面部有皮肤感染、溃疡、创伤和骨折、头颅手术部位者禁梳刮。

（2）头面部原因不明的肿块及恶性肿瘤患者、有出血倾向的疾病患者如白血病、血小板减少等禁梳刮。

（3）患有传染性皮肤病，在瘢痕等部位均不宜梳刮。

（4）妇女妊娠期和月经期时腹部、腰骶部及臀部以及三阴交、足三里等穴位不宜梳刮。

（5）精神病、极度疲劳、醉酒者禁刮。

（6）对梳刮恐惧或过敏者不宜梳刮。

注意事项：

（1）空腹、过饱、酒后、暴怒后及剧烈运动之后，不可立即梳刮头部；年老体弱者，以及严重的心脏病、高血压的患者宜用轻梳法刮；肾炎患者不宜用厉梳法梳刮腰部脊椎两侧肾区。

（2）头部梳刮时应用力恰当，以皮肤能耐受为度，不宜过大或过小。过小起不到应有的刺激作用，过大易产生疲劳，且易损伤皮肤。

（3）梳刮时应思想集中，要心平气和，全身不要紧张，要做到身心都放松。梳刮过程中，应随时注意身体的反应，若有不适，应及时停止，以防发生意外事故。

（4）梳子宜专人专用，注意保持清洁，经常用温水浸洗干净。

（5）用梳子梳刮来防治亚健康、美容或辅助治疗慢性病症，要有信心、耐心，持之以恒，常常需坚持一段时间才会逐渐显效。

（6）梳刮后建议喝少量温开水，不宜立即洗浴，一般应在 3 小时后才能洗浴。

四、梳梳，助你靓丽指数不断增加

1. 梳子美白操

白皙的皮肤是大多数亚洲女性想拥有的。面部经脉气血瘀滞是引起皮肤色斑、晦暗的重要原因。经常用梳子对特效穴位梳刮和用梳子背部梳刮面部，通过经络穴位传递至内脏双向调节平衡，可畅通面部血脉，改善面部的血液供应，使皮肤中的细胞得到充分的营养和氧气，加速细胞的新陈代谢，促使沉淀在皮肤深层的毒素及其他代谢废物排出，活化细胞，促进黑色素的分解，达到美白祛斑的效果。

特效穴位和手法

肝俞：用梳齿以"厉梳法"梳刮穴位。

肾俞：用梳齿以"厉梳法"梳刮穴位。

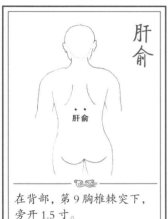

肝俞

在背部，第9胸椎棘突下，旁开1.5寸。

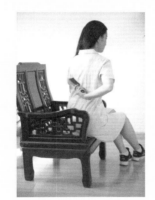

取坐姿，保持平静呼吸，右手持一梳子，使梳齿对准左侧穴位，与皮肤保持90°左右，用厉梳法短距离来回往复梳刮64次。对侧也按相同方法操作。

第三篇

一梳在手，女人美容不用愁

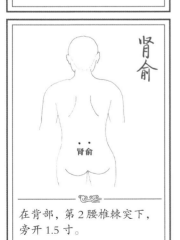

肾俞

在背部，第2腰椎棘突下，旁开1.5寸。

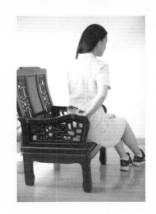

取坐姿，保持平静呼吸，右手持一梳子，使梳齿对准左侧穴位，与皮肤保持90°左右，用厉梳法短距离来回往复梳刮64次。对侧也按相同方法操作。

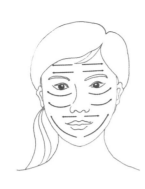

梳刮面部法

（1）用梳子梳刮，脸部要洗干净，抹上润滑介质。刮后可用热毛巾热敷面部片刻。

（2）梳身与脸部呈15°角，轻轻地梳刮脸部。梳刮的力道要往下沉而不浮。

（3）额头部位由中间往两边刮，梳刮整个额头部位每个部位10次。

（4）两颊部位以鼻子为中点，由内往耳朵方向横向梳刮，每个部位10次。

（5）人中部位以人中为中点，由内往耳朵方向横向梳刮，每个部位10次。

（6）下巴部位以下巴中间为中心点，由下往上、由内往左、右耳朵方向横向梳刮，每个部位10次。

2. 梳子美肩臂操

夏季是让一些爱美女性又爱又恨的季节。如果女性手臂肌肉松弛，脂肪堆积，严重时由于地球引力致挥动手臂时变得松垮而一起晃动，非常影响美观。经常用梳子对特效穴位和对肩臂部及手臂经脉进行按摩和梳刮，可以增加肌肉运动，促进肌肤新陈代谢的产物排出，疏通经脉，防治肩臂疼痛和上肢酸麻，避免脂肪堆积而美肩秀臂。

特效穴位和手法

天宗：用梳齿以"厉梳法"梳刮穴位。

秉风：用梳齿以"厉梳法"梳刮穴位。

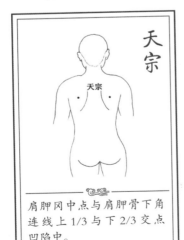

天宗

天宗

肩胛冈中点与肩胛骨下角连线上1/3与下2/3交点凹陷中。

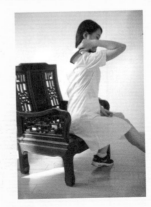

取坐姿，保持平静呼吸，右手持一梳子，使梳齿对准右侧穴位，与皮肤保持90°左右，用厉梳法短距离来回往复梳刮64次。对侧也按相同方法操作。

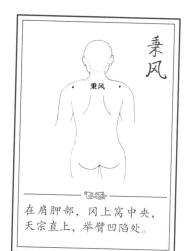

秉风

在肩胛部，冈上窝中央，天宗直上，举臂凹陷处。

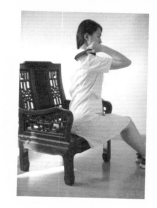

取坐姿，保持平静呼吸，右手持一梳子，使梳齿对准右侧穴位，与皮肤保持90°左右，用厉梳法短距离来回往复梳刮64次。对侧也按相同方法操作。

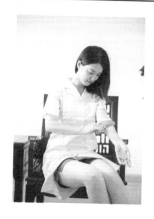

梳刮手臂法

（1）手臂和肩部要洗干净，抹上润滑介质。每个部位10～20次。

（2）梳身与皮肤约呈90°角，轻轻地梳刮。梳刮的力道要往下沉而不浮。

（3）手臂内侧，由上到下，梳刮肩上、肩前、上肢内侧。

（4）手臂外侧，由上到下，梳刮肩后、腋下、上肢外侧。

3. 梳子瘦脸操

拥有瓜子小 V 脸是许多女性的追求。很多女性早上起床会发现自己脸部浮肿，而用化妆来遮盖的效果也不是很理想。坚持用梳子刮拭脸部，可以促进脸部血液循环，防止水分滞留，在美容的同时还可以起到很好的瘦脸效果。

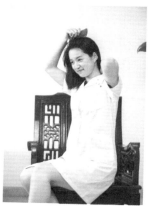

梳刮全头法

手持梳子与头皮保持约90°，用厉梳法，从前额发际正中开始，沿督脉以及两边的膀胱经、胆经走

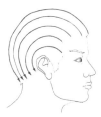
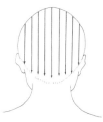

031

第三篇

一梳在手，女人美容不用愁

向，逐渐向头顶、枕部直至后发际，顺序梳刮，延展至左右两侧，梳刮到全部头皮。整个共 9 条梳刮路线，每条线梳刮 20 次。

瘦脸梳刮法

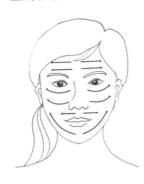

（1）用梳子梳刮，脸部要洗干净，抹上润滑介质。刮后可用热毛巾热敷面部片刻。

（2）梳身与脸部约呈 15° 角，轻轻地梳刮脸部。梳刮的力道要往下沉而不浮。

（3）额头部位由中间往两边刮，梳刮整个额头部位每个部位 10 次。

（4）两颊部位以鼻子为中点，由内往耳朵方向横向梳刮，每个部位 10 次。

（5）人中部位以人中为中点，由内往耳朵方向横向梳刮，每个部位 10 次。

（6）下巴部位以下巴中间为中心点，由下往上、由内往左、右耳朵方向横向梳刮，每个部位 10 次。

4. 梳子瘦腿操

每一个女生都梦想拥有一双迷人修长的双腿，让身材看起来更高挑。导致腿部粗壮的原因很多：如多余的脂肪，结实的肌肉，浮肿等。中医学认为，肥胖多以痰湿与气虚多见。平时要注意合理的饮食和运动，坚持对腿部肌肤和一些特效穴位，用梳子进行梳刮和按摩，可除痰湿，补气养血。促进腿部肌肤的新陈代谢，消耗多余脂肪，让腿部线条变得紧实，皮肤细腻而美丽。

特效穴位和手法：

血海：用梳子角以"点压法"按压穴位。

伏兔：用梳子角以"点压法"按压穴位。

足三里：用梳子角以"按揉法"按揉穴位。

承山：用梳子角以"点压法"按压穴位。

风市：用梳子角以"点压法"按压穴位。

委中：用梳子角以"点压法"按压穴位。

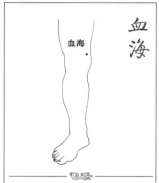

血海

在大腿内侧，髌骨内上缘上2寸。

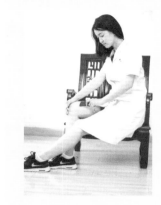

取坐姿，保持平静呼吸，左手持一梳子，使梳子角对准右侧穴位，心中默念"1、2、3、4、5、6、7、8"按压穴位，重复8次，共64次。对侧也按相同方法操作。

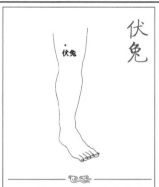

伏兔

在大腿前面，髂前上棘与髌骨外侧端的连线上，髌骨上缘上6寸。

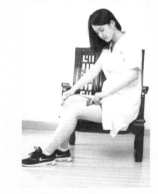

取坐姿，保持平静呼吸，左手持一梳子，使梳子角对准左侧穴位，心中默念"1、2、3、4、5、6、7、8"点压穴位，重复8次，共64次。对侧也按相同方法操作。

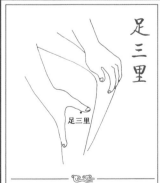

足三里

外膝眼正中直下3寸，胫骨外侧旁开1横指。

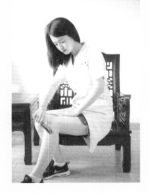

取坐姿，保持平静呼吸，右手持一梳子，使梳子角对准左侧穴位，心中默念"1、2、3、4、5、6、7、8"按揉穴位，重复8次，共64次。对侧也按相同方法操作。

第三篇

一梳在手，女人美容不用愁

承山

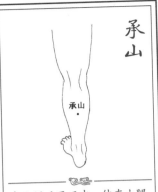

在小腿后面正中，伸直小腿或足跟上提时，腓肠肌肌腹下出现的人字纹顶端凹陷处。

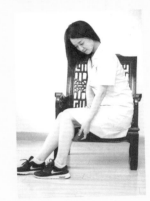

取坐姿，保持平静呼吸，左手持一梳子，使梳子角对准左侧穴位，心中默念"1、2、3、4、5、6、7、8"点压穴位，重复8次，共64次。对侧也按相同方法操作。

风市

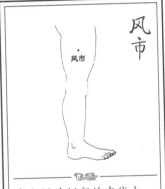

在大腿外侧部的中线上，腘横纹水平线上7寸。

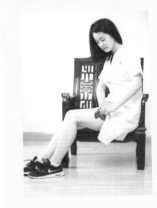

取坐姿，保持平静呼吸，左手持一梳子，使梳子角对准左侧穴位，心中默念"1、2、3、4、5、6、7、8"按压穴位，重复8次，共64次。对侧也按相同方法操作。

委中

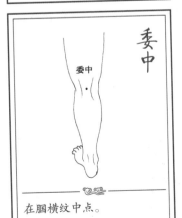

在腘横纹中点。

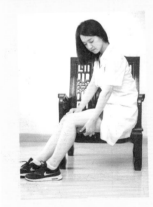

取坐姿，保持平静呼吸，左手持一梳子，使梳子角对准左侧穴位，心中默念"1、2、3、4、5、6、7、8"按压穴位，重复8次，共64次。对侧也按相同方法操作。

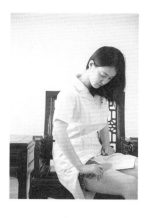
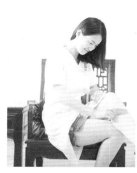

梳腿梳刮手法

（1）取坐姿，保持平静呼吸，一手握梳子，从对侧大腿前后左右，膝关节处向大腿根处梳刷。重复8次。另一手握梳子，同侧大腿方法同上。

（2）取坐姿，保持平静呼吸，一手握梳子，从对侧小腿后左右，踝关节处向膝关节处梳刷，重复8次。另一手握梳子，同侧小腿方法同上。

5. 梳子瘦臀操

臀部是构成女性迷人身材曲线的重要组成部分。美丽的臀部应线条结实饱满、呈圆弧上翘形、有弹性。而扁平下垂的臀部也是女性衰老的征象之一。坚持臀部锻炼，并坚持用梳子梳刮、按摩相关特效穴位，能畅达气血，温煦肾阳，有利于促进臀部的血液循环，加速脂肪分解，增强臀部的皮肤和肌肉弹性，可以起到很好的提臀、美臀效果。

特效穴位和手法

腰眼：用梳齿以"厉梳法"梳刮穴位。

承扶：用梳齿以"厉梳法"梳刮穴位。

环跳：用梳齿以"厉梳法"梳刮穴位。

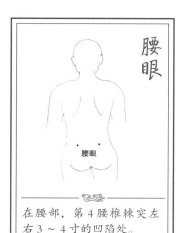

腰眼

腰眼

在腰部，第4腰椎棘突左右3～4寸的凹陷处。

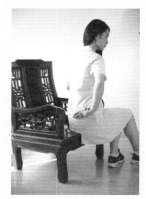

取坐姿，保持平静呼吸，右手持一梳子，使梳齿对准右侧穴位，与皮肤保持90°左右，用厉梳法短距离来回往复梳刮64次。对侧也按相同方法操作。

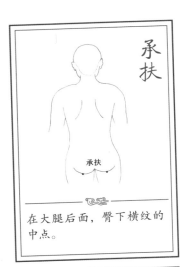

承扶

在大腿后面，臀下横纹的中点。

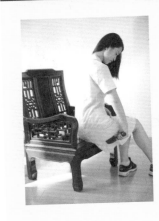

取坐姿，保持平静呼吸，右手持一梳子，使梳齿对准右侧穴位，与皮肤保持90°左右，用厉梳法短距离来回往复梳刮64次。对侧也按相同方法操作。

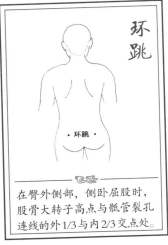

环跳

在臀外侧部，侧卧屈股时，股骨大转子高点与骶管裂孔连线的外1/3与内2/3交点处。

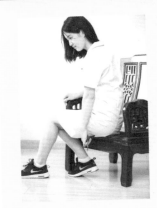

取坐姿，保持平静呼吸，左手持一梳子，使梳齿对准左侧穴位，与皮肤保持90°左右，用厉梳法短距离来回往复梳刮64次。对侧也按相同方法操作。

6. 梳子丰胸操

丰满的胸部是女性曲线美的重要组成部分，女性的乳房以丰盈而有弹性、两侧对称、大小适中为健美。坚持用梳子梳刮中医丰胸穴位，调理人体气血，让乳腺得到充足的营养，刺激着胸部的脂肪细胞生长，同时调理女性内分泌系统，让乳房隆起的同时更富有弹性。

特效穴位和手法

肩井：用梳齿以"厉梳法"梳刮穴位。

足三里：用梳子角以"按揉法"梳刮穴位。

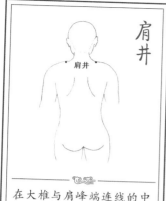

肩井

在大椎与肩峰端连线的中点上，前直对乳中。

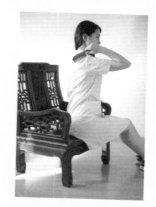

取坐姿，保持平静呼吸，右手持一梳子，使梳齿对准右侧穴位，与皮肤保持90°。左右,用厉梳法短距离来回往复梳刮64次。对侧也按相同方法操作。

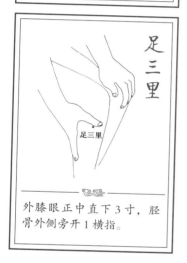

足三里

外膝眼正中直下3寸，胫骨外侧旁开1横指。

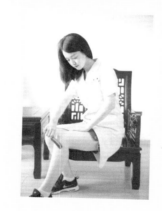

取坐姿，保持平静呼吸，右手持一梳子，使梳子角对准左侧穴位，心中默念"1、2、3、4、5、6、7、8"按揉穴位，重复8次，共64次。对侧也按相同方法操作。

第三篇

一梳在手，女人美容不用愁

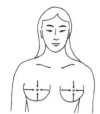

梳刮法

（1）用梳子梳刮，胸部要洗干净，抹上润滑介质，每个方向4次。

（2）由胸部的四周向乳头方向梳去。

7. 梳子祛皱操

随着年龄的增长，脸部皮肤组织老化，皱纹就会出现。而长期阳光暴晒、风吹和寒冷的刺激，患有某些慢性疾病，营养不良或精神紧张、思虑过度、失眠等，都可加速皮肤产生皱纹。平时经常用梳子对特效穴位和相关经络梳刮和按压，可以调节相应脏腑，调补阴血，增加阳气，可开泄汗孔，使邪气外派。刺激经络穴位，行气活血，促进气血运行，加强局部的血液循环，增加细胞的营养和氧的供给，濡养和滋润肌肤，使皮肤滋润，肌肉丰满而有弹性。长期坚持，能够起到淡化纹路的效果。从而减少皱纹，达到美容效果。

梳刮全头法

手持梳子与头皮保持约90°，用厉梳法，从前额发际正中开始，沿督脉以及两边的膀胱经、胆经走向，逐渐向头顶、枕部直至后发际，顺序梳刮，延展至左右两侧，梳刮到全部头皮。整个共9条梳刮路线，每条线梳刮20次。

特效穴位和手法

肝俞：用梳齿以"厉梳法"梳刮穴位。

脾俞：用梳齿以"厉梳法"梳刮穴位。

肾俞：用梳齿以"厉梳法"梳刮穴位。

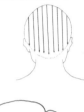

梳刮面部法

（1）用梳子梳刮，脸部要洗干净，抹上润滑介质。刮后可用热毛巾热敷面部片刻。

（2）梳身与脸部约呈15°角，轻轻地梳刮脸部。梳刮的力道要往下沉而不浮。

（3）额头部位由中间往两边刮，梳刮整个额头部位，每个部位10次。

（4）两颊部位以鼻子为中点，由内往耳朵方向横向梳刮，每个部位10次。

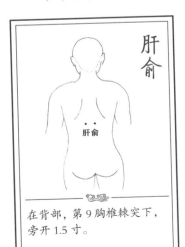

肝俞

肝俞

在背部，第9胸椎棘突下，旁开1.5寸。

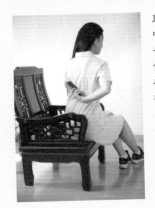

取坐姿，保持平静呼吸，右手持一梳子，使梳齿对准左侧穴位，与皮肤保持90°。左右，用厉梳法短距离来回往复梳刮64次。对侧也按相同方法操作。

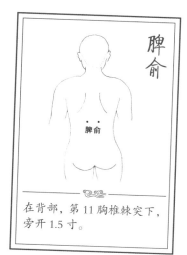

脾俞

在背部，第11胸椎棘突下，旁开1.5寸。

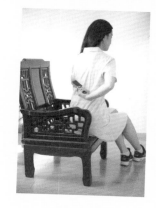

取坐姿，保持平静呼吸，右手持一梳子，使梳齿对准左侧穴位，与皮肤保持90°左右，用厉梳法短距离来回往复梳刮64次。对侧也按相同方法操作。

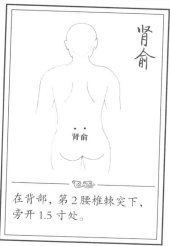

肾俞

在背部，第2腰椎棘突下，旁开1.5寸处。

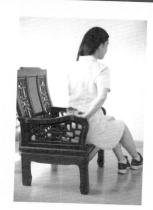

取坐姿，保持平静呼吸，右手持一梳子，使梳齿对准左侧穴位，与皮肤保持90°左右，用厉梳法短距离来回往复梳刮64次。对侧也按相同方法操作。

（5）人中部位以人中为中点，由内往耳朵方向横向梳刮，每个部位10次。

（6）下巴部位以下巴中间为中心点，由下往上、由内往左、右耳朵方向横向梳刮，每个部位10次。

五、梳梳，让你产后身材恢复更快

1. 梳子瘦腹操

年轻妈妈多在为产后腹部的赘肉、皮肤松弛甚至出现皱纹而烦恼。如何减掉赘肉并使腹部恢复紧致而富有弹性，成为每一个新妈妈都非常关心的问题。产后不宜做剧烈运动，而坚持用梳子刮拭、按摩腹部经络及特效穴，可以在减脂的同时增加腹部的气血运行，营养皮肤，恢复皮肤活力，助你恢复产后靓丽身材。

特效穴位和手法

天枢： 用梳齿以"平梳法"梳刮穴位。

气海： 用梳齿以"平梳法"梳刮穴位。

关元： 用梳齿以"平梳法"梳刮穴位。

脾俞： 用梳齿以"厉梳法"梳刮穴位。

胃俞： 用梳齿以"厉梳法"梳刮穴位。

肾俞： 用梳齿以"厉梳法"梳刮穴位。

足三里： 用梳子角以"按揉法"按揉穴位。

丰隆： 用梳子角以"点压法"按压穴位。

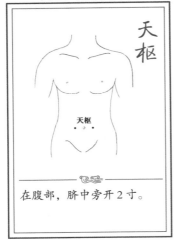

天枢

在腹部，脐中旁开 2 寸。

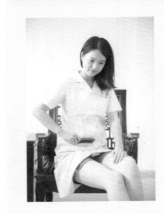

取坐姿，保持平静呼吸，右手持一梳子，使梳齿对准右侧穴位，与皮肤约保持 90°，用平梳法短距离来回往复梳刮 64 次。对侧也按相同的方法操作。

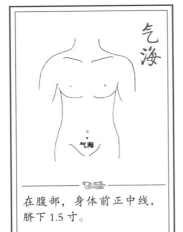

气海

在腹部，身体前正中线，脐下 1.5 寸。

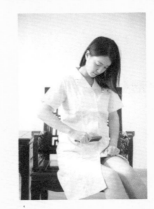

取坐姿，保持平静呼吸，右手持一梳子，使梳齿对准穴位，与皮肤保持 90° 左右，用平梳法短距离来回往复梳刮 64 次。

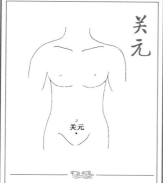

关元

在腹部，身体前正中线，脐中下3寸。

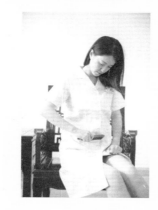

取坐姿，保持平静呼吸，右手持一梳子，使梳齿对准穴位，与皮肤约保持90°左右，用平梳法短距离来回往复梳刮64次。

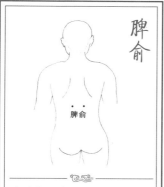

脾俞

在背部，第11胸椎棘突下，旁开1.5寸。

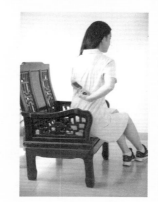

取坐姿，保持平静呼吸，右手持一梳子，使梳齿对准左侧穴位，与皮肤保持90°左右，用厉梳法短距离来回往复梳刮64次。对侧也按相同方法操作。

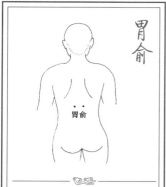

胃俞

在背部，第12胸椎棘突下，旁开1.5寸。

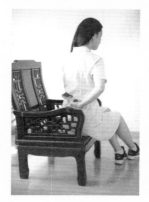

取坐姿，保持平静呼吸，右手持一梳子，使梳齿对准左侧穴位，与皮肤保持90°左右，用厉梳法短距离来回往复梳刮64次。对侧也按相同方法操作。

第三篇

一梳在手，女人美容不用愁

中国梳子养生操

肾俞

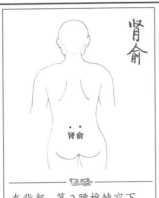

在背部，第2腰椎棘突下，旁开1.5寸。

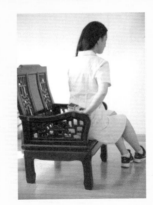

取坐姿，保持平静呼吸，右手持一梳子，使梳齿对准左侧穴位，与皮肤保持90°。左右，用厉梳法短距离来回往复梳刮64次。对侧也按相同方法操作。

足三里

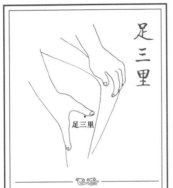

外膝眼正中直下3寸，胫骨外侧旁开1横指。

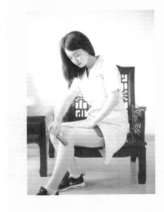

取坐姿，保持平静呼吸，右手持一梳子，使梳子角对准左侧穴位，心中默念"1、2、3、4、5、6、7、8"按揉穴位，重复8次，共64次。对侧也按相同方法操作。

丰隆

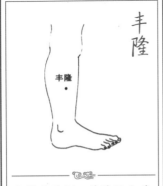

小腿前外侧，外膝眼和外踝的连线中点。

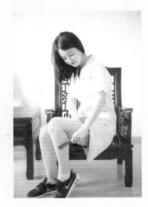

取坐姿，保持平静呼吸，左手持一梳子，使梳子角对准左侧穴位，心中默念"1、2、3、4、5、6、7、8"按压穴位，重复8次，共64次。对侧也按相同方法操作。

2. 梳子瘦腰操

良好的腰部曲线是迷人身材的重要组成部分，而再次拥有孕前小蛮腰是生完宝宝的新妈妈们的最大心愿。要想恢复完美的腰身曲线，日常生活中，在保持良好坐姿习惯的同时，坚持每天用梳子刮拭、按摩腰部经络及相关穴位，不仅能强身健体，还可以起到很好的瘦腰效果。

特效穴位和手法

大横： 用梳齿以"平梳法"梳刮穴位。

天枢： 用梳齿以"平梳法"梳刮穴位。

脾俞： 用梳齿以"厉梳法"梳刮穴位。

胃俞： 用梳齿以"厉梳法"梳刮穴位。

腰阳关： 用梳齿以"平梳法"梳刮穴位。

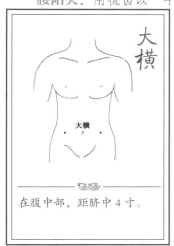

大横

在腹中部，距脐中 4 寸。

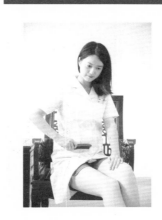

取坐姿，保持平静呼吸，右手持一梳子，使梳齿对准右侧穴位，与皮肤约保持 90°，用平梳法短距离来回往复梳刮 64 次。对侧也按相同方法操作。

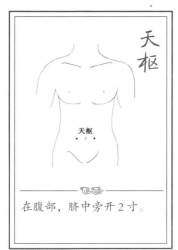

天枢

在腹部，脐中旁开 2 寸。

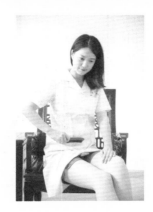

取坐姿，保持平静呼吸，右手持一梳子，使梳齿对准右侧穴位，与皮肤保持 90° 左右，用平梳法短距离来回往复梳刮 64 次。对侧也按相同方法操作。

脾俞

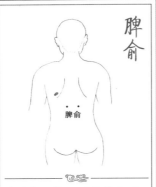

在背部，第11胸椎棘突下，旁开1.5寸。

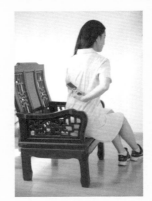

取坐姿，保持平静呼吸，右手持一梳子，使梳齿对准左侧穴位，与皮肤保持90°左右，用厉梳法短距离来回往复梳刮64次。对侧也按相同方法操作。

胃俞

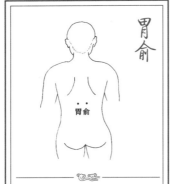

在背部，第12胸椎棘突下，旁开1.5寸。

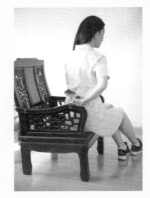

取坐姿，保持平静呼吸，右手持一梳子，使梳齿对准左侧穴位，与皮肤保持90°左右，用厉梳法短距离来回往复梳刮64次。对侧也按相同方法操作。

腰阳关

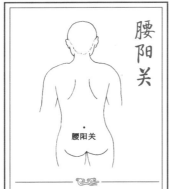

在腰部，后正中线上，第4腰椎棘突下凹陷中。

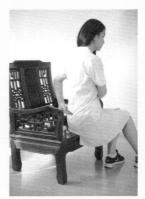

取坐姿，保持平静呼吸，左手持一梳子，使梳齿对准穴位，与皮肤保持90°左右，用平梳法短距离来回往复梳刮64次。

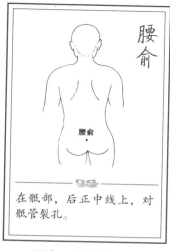

腰俞

腰俞

在骶部，后正中线上，对骶管裂孔。

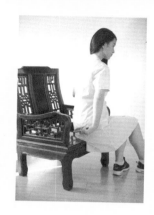

取坐姿，保持平静呼吸，右手持一梳子，使梳齿对准穴位，与皮肤保持90°左右，用平梳法短距离来回往复梳刮64次。

腰俞：用梳齿以"平梳法"梳刮穴位。

3. 梳子祛斑操

孕期女性体内雌激素和孕激素增多，会刺激黑色素细胞，使黑色素增加，皮肤肤色加深，在面部等处出现色斑。产后体内激素水平恢复到怀孕前的正常平衡状态，脸上大部分的斑会减轻或消失，但是这个过程通常需要很长时间。产后要有充足的睡眠、避免辛辣刺激饮食等，经常用梳子梳刮、按摩一些特效穴位，可以尽快祛除脸上的斑点。

045

梳刮全头法

手持梳子与头皮保持约90°，用厉梳法，从前额发际正中开始，沿督脉以及两边的膀胱经、胆经走向，逐渐向头顶、枕部直至后发际，顺序梳刮，延展至左右两侧，梳刮到全部头皮。整个共9条梳刮路线，每条线梳刮20次。

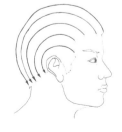

特效穴位和手法

肝俞：用梳齿以"厉梳法"梳刮穴位。

脾俞：用梳齿以"厉梳法"梳刮穴位。

肾俞：用梳齿以"厉梳法"梳刮穴位。

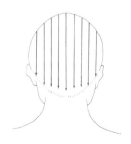

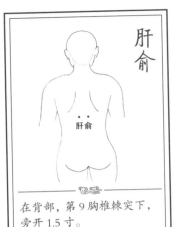

肝俞

在背部，第9胸椎棘突下，旁开1.5寸。

取坐姿，保持平静呼吸，右手持一梳子，使梳齿对准左侧穴位，与皮肤保持90°左右，用厉梳法短距离来回往复梳刮64次。对侧也按相同方法操作。

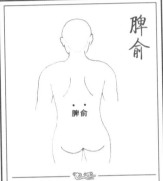

脾俞

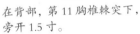

在背部，第11胸椎棘突下，旁开1.5寸。

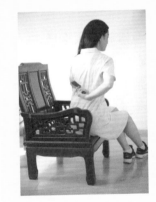

取坐姿，保持平静呼吸，右手持一梳子，使梳齿对准左侧穴位，与皮肤保持90°左右，用厉梳法短距离来回往复梳刮64次。对侧也按相同方法操作。

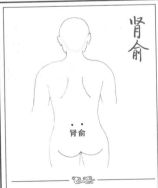

肾俞

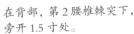

在背部，第2腰椎棘突下，旁开1.5寸处。

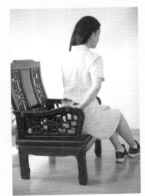

取坐姿，保持平静呼吸，右手持一梳子，使梳齿对准左侧穴位，与皮肤保持90°左右，用厉梳法短距离来回往复梳刮64次。对侧也按相同方法操作。

4. 梳子子宫恢复操

怀孕前子宫大小约像一个拳头，到分娩前子宫撑大了快 20 倍。女性生产后，如果想要子宫恢复得又快又好，在月子期间需要注意调养，如避免长时间卧床休息、坚持母乳喂养等。坚持用梳子按摩一些特效穴位，也有助于产后子宫的恢复。

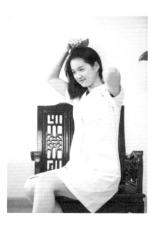

梳刮全头法

手持梳子与头皮保持约 90°，用厉梳法，从前额发际正中开始，沿督脉以及两边的膀胱经、胆经走向，逐渐向头顶、枕部直至后发际，顺序梳刮，延展至左右两侧，梳刮到全部头皮。整个共 9 条梳刮路线，每条线梳刮 20 次。

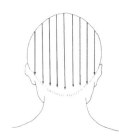

特效穴位和手法

子宫：用梳齿以"平梳法"梳刮穴位。

关元：用梳齿以"平梳法"梳刮穴位。

命门：用梳齿以"厉梳法"梳刮穴位。

血海：用梳子角以"点压法"按压穴位。

三阴交：用梳子角以"点压法"按压穴位。

太溪：用梳子角以"点压法"按压穴位。

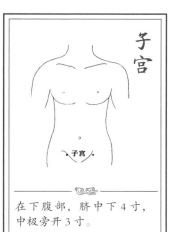

子宫

子宫

在下腹部，脐中下 4 寸，中极旁开 3 寸。

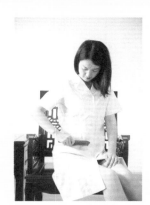

取坐姿，保持平静呼吸，右手持一梳子，使梳齿对准右侧穴位，与皮肤保持 90°。左右，用平梳法短距离来回往复梳刮 64 次。对侧也按相同方法操作。

中国梳子养生操

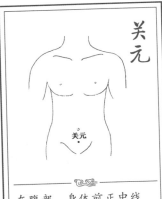

关元

在腹部，身体前正中线，脐中下3寸。

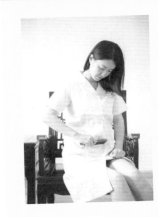

取坐姿，保持平静呼吸，右手持一梳子，使梳齿对准穴位，与皮肤约保持90°左右，用平梳法短距离来回往复梳刮64次。

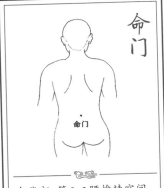

命门

在背部，第2、3腰椎棘突间。

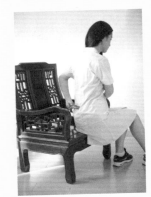

取坐姿，保持平静呼吸，左手持一梳子，使梳齿对准穴位，与皮肤保持90°左右，用厉梳法短距离来回往复梳刮64次。

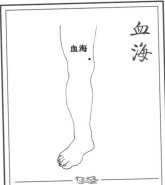

血海

在大腿内侧，髌骨内上缘上2寸。

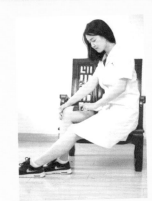

取坐姿，保持平静呼吸，左手持一梳子，使梳子角对准右侧穴位，心中默念"1、2、3、4、5、6、7、8"按压穴位，重复8次，共64次。对侧也按相同方法操作。

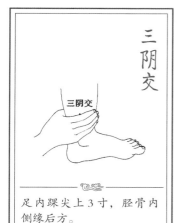

三阴交

足内踝尖上3寸，胫骨内侧缘后方。

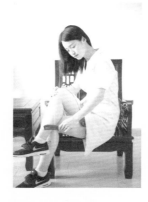

取坐姿，保持平静呼吸，左手持一梳子，使梳子角对准右侧穴位，心中默念"1、2、3、4、5、6、7、8"按压穴位，重复8次，共64次。对侧也按相同方法操作。

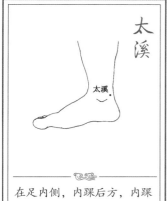

太溪

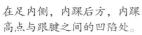

在足内侧，内踝后方，内踝高点与跟腱之间的凹陷处。

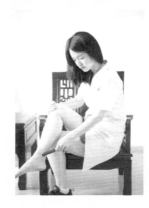

取坐姿，保持平静呼吸，左手持一梳子，使梳子角对准右侧穴位，心中默念"1、2、3、4、5、6、7、8"按压穴位，重复8次，共64次。对侧也按相同方法操作。

第三篇

一梳在手，女人美容不用愁

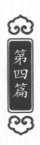

第四篇

一梳在手
全家人的保健医

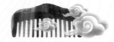

一、梳梳，女人病证不用愁

1. 调理月经不调梳子操

月经失调是指月经的周期、经期或经量出现异常，如月经提前或推后、经期延长、月经量过多或过少等。中医学认为月经周期的异常一般与脏腑功能紊乱有关，经量的多少与气血的虚实有关。坚持用梳子梳刮、按摩一些特效穴位，有补肾壮阳、调理气血的作用，从而达到辅助治疗的效果。

特效穴位和手法

肝俞： 用梳齿以"厉梳法"梳刮穴位。

关元： 用梳齿以"平梳法"梳刮穴位。

血海： 用梳子角以"点压法"按压穴位。

三阴交： 用梳子角以"点压法"按压穴位。

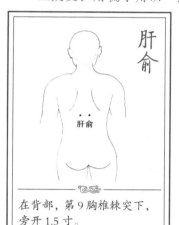

肝俞

肝俞

在背部，第9胸椎棘突下，旁开1.5寸。

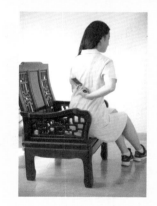

取坐姿，保持平静呼吸，右手持一梳子，使梳齿对准左侧穴位，与皮肤保持90°左右，用厉梳法短距离来回往复梳刮64次。对侧也按相同方法操作。

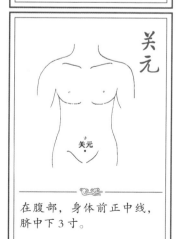

关元

关元

在腹部，身体前正中线，脐中下3寸。

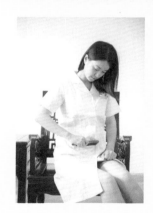

取坐姿，保持平静呼吸，右手持一梳子，使梳齿对准穴位，与皮肤约保持90°左右，用平梳法短距离来回往复梳刮64次。

第四篇

一梳在手，全家人的保健医

中国梳子养生操

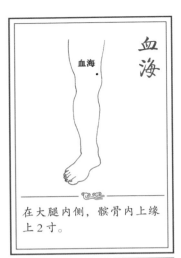

血海

血海

在大腿内侧，髌骨内上缘上2寸。

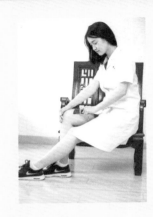

取坐姿，保持平静呼吸，左手持一梳子，使梳子角对准右侧穴位，心中默念"1、2、3、4、5、6、7、8"按压穴位，重复8次，共64次。对侧也按相同方法操作。

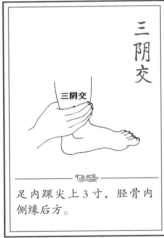

三阴交

三阴交

足内踝尖上3寸，胫骨内侧缘后方。

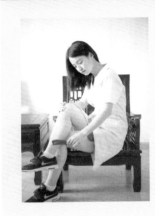

取坐姿，保持平静呼吸，左手持一梳子，使梳子角对准右侧穴位，心中默念"1、2、3、4、5、6、7、8"按压穴位，重复8次，共64次。对侧也按相同方法操作。

2. 缓解痛经梳子操

痛经是指女性经期前后或行经期间，出现下腹部阵发性疼痛，并伴有全身不适，严重影响日常生活的一种疾病。中医学认为"不通则痛""不荣则痛"，经常用梳子梳刮、按摩特定穴位来调整经络气血运行，可帮助解除痛经之苦。

特效穴位和手法

内关： 用梳子角以"点压法"按压穴位。

合谷： 用梳子角以"点压法"按压穴位。

地机： 用梳子角以"点压法"按压穴位。

三阴交： 用梳子角以"点压法"按压穴位。

足三里： 用梳子角以"按揉法"按揉穴位。

太白： 用梳子角以"点压法"按压穴位。

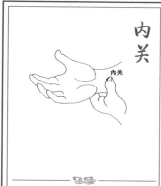

内关

在前臂掌侧，腕掌横纹中点向上2寸，掌长肌腱与桡侧腕屈肌腱之间。

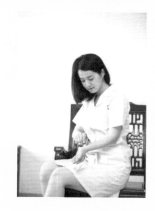

取坐姿，保持平静呼吸，右手持一梳子，使梳子角对准左侧穴位，心中默念"1、2、3、4、5、6、7、8"按压穴位，重复8次，共64次。对侧也按相同方法操作。

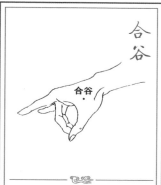

合谷

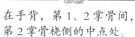

在手背，第1、2掌骨间，第2掌骨桡侧的中点处。

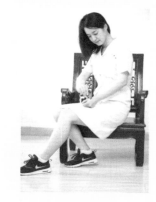

取坐姿，保持平静呼吸，右手持一梳子，使梳子角对准左侧穴位，心中默念"1、2、3、4、5、6、7、8"按压穴位，重复8次，共64次。对侧也按相同方法操作。

第四篇 一梳在手，全家人的保健医

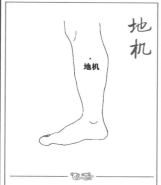

地机

在小腿内侧，内踝尖与阴陵泉的连线上，阴陵泉下3寸。

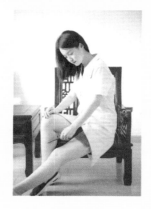

取坐姿，保持平静呼吸，左手持一梳子，使梳子角对准右侧穴位，心中默念"1、2、3、4、5、6、7、8"按压穴位，重复8次，共64次。对侧也按相同方法操作。

中国梳子养生操

三阴交

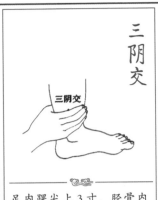

足内踝尖上3寸，胫骨内侧缘后方。

取坐姿，保持平静呼吸，左手持一梳子，使梳子角对准右侧穴位，心中默念"1、2、3、4、5、6、7、8"按压穴位，重复8次，共64次。对侧也按相同方法操作。

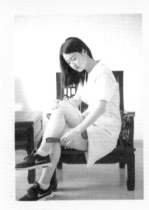

足三里

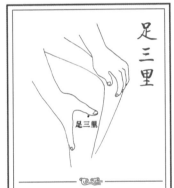

外膝眼正中直下3寸，胫骨外侧旁开1横指。

取坐姿，保持平静呼吸，右手持一梳子，使梳子角对准左侧穴位，心中默念"1、2、3、4、5、6、7、8"按揉穴位，重复8次，共64次。对侧也按相同方法操作。

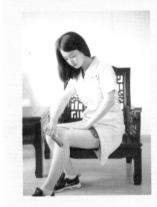

太白

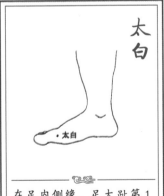

在足内侧缘，足大趾第1跖趾关节后下方赤白肉际凹陷处。

取坐姿，保持平静呼吸，左手持一梳子，使梳子角对准右侧穴位，心中默念"1、2、3、4、5、6、7、8"按压穴位，重复8次，共64次。对侧也按相同方法操作。

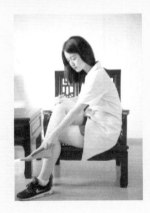

3.防治乳腺增生梳子操

乳腺增生是女性常见的乳房疾病，是指乳腺上皮和纤维组织在结构、数量及组织形态上表现出异常。近年来，乳腺增生的发病率越来越高，发病年龄越来越低。中医学认为乳腺增生是由于女性气机不畅，经络受阻所致。平时经常用梳子梳刮相关穴位，有助于通畅乳腺经络，使乳房气血充盈，可以有效缓解乳腺增生。

特效穴位和手法

膻中：用梳齿以"平梳法"梳刮穴位。

肩井：用梳齿以"厉梳法"梳刮穴位。

天宗：用梳齿以"厉梳法"梳刮穴位。

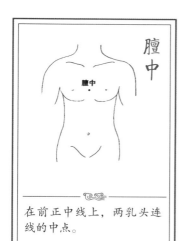

膻中

在前正中线上，两乳头连线的中点。

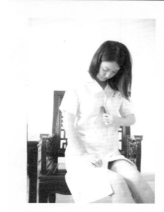

取坐姿，保持平静呼吸，右手持一梳子，使梳齿对准穴位，与皮肤保持90°左右，用平梳法短距离来回往复梳刮64次。

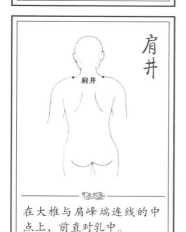

肩井

在大椎与肩峰端连线的中点上，前直对乳中。

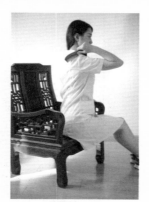

取坐姿，保持平静呼吸，右手持一梳子，使梳齿对准右侧穴位，与皮肤保持90°左右，用厉梳法短距离来回往复梳刮64次。对侧也按相同方法操作。

第四篇

一梳在手，全家人的保健医

中国梳子养生操

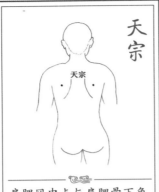

天宗

肩胛冈中点与肩胛骨下角连线上 1/3 与下 2/3 交点凹陷中。

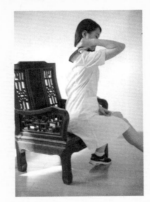

取坐姿，保持平静呼吸，右手持一梳子，使梳齿对准右侧穴位，与皮肤保持 90°。左右，用厉梳法短距离来回往复梳刮 64 次。对侧也按相同方法操作。

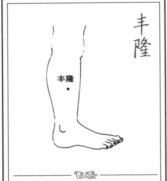

丰隆

小腿前外侧，膝眼和外踝的连线中点。

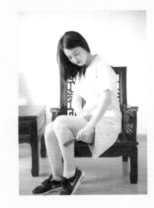

取坐姿，保持平静呼吸，左手持一梳子，使梳子角对准左侧穴位，心中默念"1、2、3、4、5、6、7、8"按压穴位，重复8次，共64次。对侧也按相同方法操作。

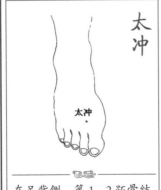

太冲

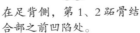

在足背侧，第1、2跖骨结合部之前凹陷处。

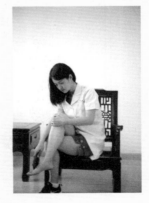

取坐姿，保持平静呼吸，右手持一梳子，使梳子角对准右侧穴位，心中默念"1、2、3、4、5、6、7、8"按压穴位，重复8次，共64次。对侧也按相同方法操作。

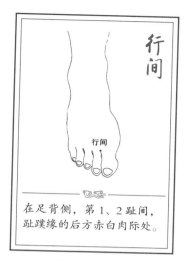

行间

行间

在足背侧，第1、2趾间，趾蹼缘的后方赤白肉际处。

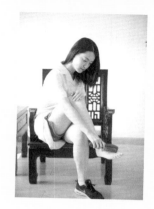

取坐姿，保持平静呼吸，右手持一梳子，使梳子角对准右侧穴位，心中默念"1、2、3、4、5、6、7、8"按压穴位，重复8次，共64次。对侧也按相同方法操作。

丰隆：用梳子角以"点压法"按压穴位。

太冲：用梳子角以"点压法"按压穴位。

行间：用梳子角以"点压法"按压穴位。

4.改善慢性盆腔炎梳子操

慢性盆腔炎往往是由于盆腔炎急性期治疗不彻底迁延而来。主要表现为下腹部不适、坠胀和酸痛，白带量增多，还可伴有疲乏、全身不适等症。在劳累、性交后、排便及月经前后症状加重。坚持用梳子梳刮、按摩一些特效穴位，有改善盆腔血液循环、调节内分泌的作用，对慢性盆腔炎有辅助治疗的作用。

特效穴位和手法

中极：用梳齿以"平梳法"梳刮穴位。

子宫：用梳齿以"平梳法"梳刮穴位。

肝俞：用梳齿以"厉梳法"梳刮穴位。

脾俞：用梳齿以"厉梳法"梳刮穴位。

肾俞：用梳齿以"厉梳法"梳刮穴位。

阴陵泉：用梳子角以"点压法"按压穴位。

中国梳子养生操

中极

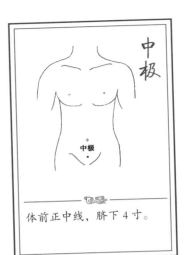

体前正中线，脐下 4 寸。

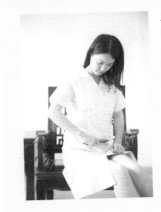

取坐姿，保持平静呼吸，右手持一梳子，使梳齿对准穴位，与皮肤保持90°左右，用平梳法短距离来回往复梳刮64次。

子宫

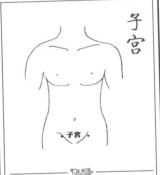
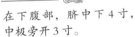

在下腹部，脐中下 4 寸，中极旁开 3 寸。

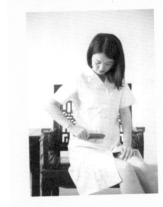

取坐姿，保持平静呼吸，右手持一梳子，使梳齿对准右侧穴位，与皮肤保持90°左右，用平梳法短距离来回往复梳刮64次。对侧也按相同方法操作。

肝俞

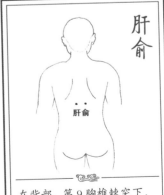
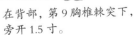

在背部，第 9 胸椎棘突下，旁开 1.5 寸。

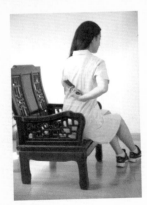

取坐姿，保持平静呼吸，右手持一梳子，使梳齿对准左侧穴位，与皮肤保持90°左右，用厉梳法短距离来回往复梳刮64次。对侧也按相同方法操作。

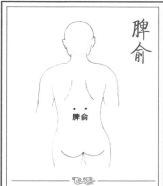

脾俞

在背部，第11胸椎棘突下，旁开1.5寸。

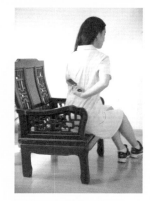

取坐姿，保持平静呼吸，右手持一梳子，使梳齿对准左侧穴位，与皮肤保持90°左右，用厉梳法短距离来回往复梳刮64次。对侧也按相同方法操作。

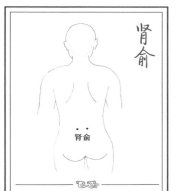

肾俞

在背部，第2腰椎棘突下，旁开1.5寸。

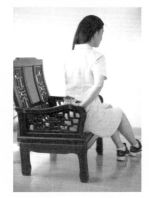

取坐姿，保持平静呼吸，右手持一梳子，使梳齿对准左侧穴位，与皮肤保持90°左右，用厉梳法短距离来回往复梳刮64次。对侧也按相同方法操作。

第四篇 一梳在手，全家人的保健医

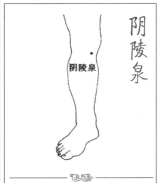

阴陵泉

在小腿内侧，膝下胫骨内侧髁下方凹陷中。

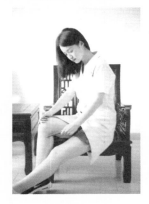

取坐姿，保持平静呼吸，左手持一梳子，使梳子角对准右侧穴位，心中默念"1、2、3、4、5、6、7、8"按压穴位，重复8次，共64次。对侧也按相同方法操作。

5. 改善崩漏梳子操

崩漏是指子宫不规则的出血。发病急骤，暴下如注，大量出血者为"崩"；病势缓，出血量少，淋漓不绝者为"漏"。中医学认为崩漏的发生是由于冲脉和任脉损伤，固摄失职、血失统制而致，与肝、脾、肾三脏功能失常有关。日常生活中经常用梳子梳刮、按摩一些特效穴位，有调理冲任气血、引血归经的功效，对崩漏有较好的辅助治疗作用。

特效穴位和手法

关元：用梳齿以"平梳法"梳刮穴位。

血海：用梳子角以"点压法"按压穴位。

三阴交：用梳子角以"点压法"按压穴位。

隐白：用梳子角以"点压法"按压穴位。

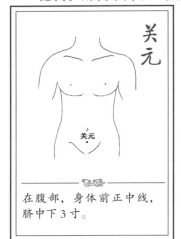

关元

在腹部，身体前正中线，脐中下3寸。

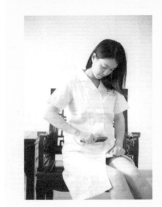

取坐姿，保持平静呼吸，右手持一梳子，使梳齿对准穴位，与皮肤约保持90°左右，用平梳法短距离来回往复梳刮64次。

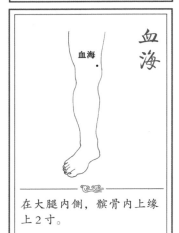

血海

在大腿内侧，髌骨内上缘上2寸。

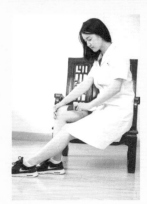

取坐姿，保持平静呼吸，左手持一梳子，使梳子角对准右侧穴位，心中默念"1、2、3、4、5、6、7、8"按压穴位，重复8次，共64次。对侧也按相同方法操作。

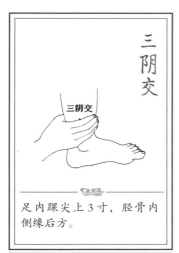

三阴交

足内踝尖上3寸，胫骨内侧缘后方。

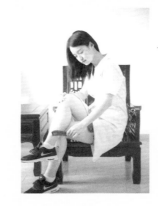

取坐姿，保持平静呼吸，左手持一梳子，使梳子角对准右侧穴位，心中默念"1、2、3、4、5、6、7、8"按压穴位，重复8次，共64次。对侧也按相同方法操作。

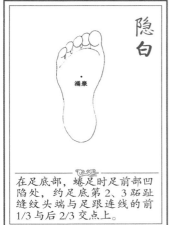

隐白

在足底部，蜷足时足前部凹陷处，约足底第2、3趾缝纹头端与足跟连线的前1/3与后2/3交点上。

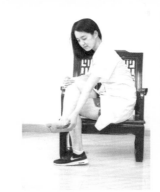

取坐姿，保持平静呼吸，左手持一梳子，使梳子角对准右侧穴位，心中默念"1、2、3、4、5、6、7、8"按压穴位，重复8次，共64次。对侧也按相同方法操作。

6.改善性冷淡梳子操

性冷淡是指性欲缺乏，通俗地讲即对性生活无兴趣，以女性居多。主要表现为性欲淡漠、性交疼痛、精神萎靡不振等，还可伴有记忆力减退、腰酸乏力、四肢困倦、毛发脱落等现象。中医学认为基本病机为气郁、痰阻、精亏、气血不足。平时坚持用梳子梳刮、按摩一些特效穴位，有补肾壮阳的作用，有助于防治性冷淡。

特效穴位和手法

气海： 用梳齿以"平梳法"梳刮穴位。

关元： 用梳齿以"平梳法"梳刮穴位。

肾俞： 用梳齿以"厉梳法"梳刮穴位。

命门： 用梳齿以"厉梳法"梳刮穴位。

三阴交： 用梳子角以"点压法"按压穴位。

涌泉： 用梳子角以"点压法"按压穴位。

中国梳子养生操

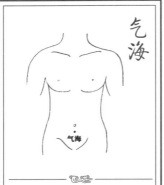

气海

在腹部，身体前正中线，脐下 1.5 寸。

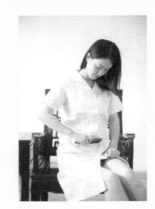

取坐姿，保持平静呼吸，右手持一梳子，使梳齿对准穴位，与皮肤保持 90° 左右，用平梳法短距离来回往复梳刮 64 次。

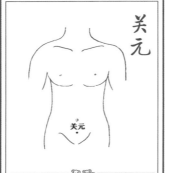

关元

在腹部，身体前正中线，脐中下 3 寸。

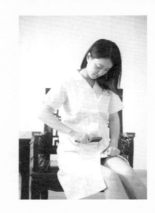

取坐姿，保持平静呼吸，右手持一梳子，使梳齿对准穴位，与皮肤约保持 90° 左右，用平梳法短距离来回往复梳刮 64 次。

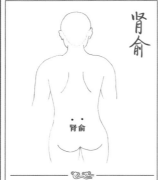

肾俞

在背部，第 2 腰椎棘突下，旁开 1.5 寸。

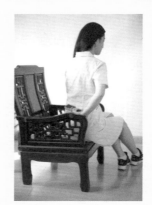

取坐姿，保持平静呼吸，右手持一梳子，使梳齿对准左侧穴位，与皮肤保持 90° 左右，用厉梳法短距离来回往复梳刮 64 次。对侧也按相同方法操作。

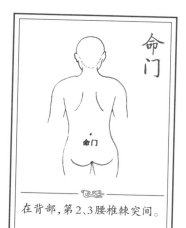

命门

在背部，第2、3腰椎棘突间。

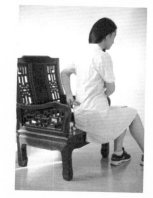

取坐姿，保持平静呼吸，左手持一梳子，使梳齿对准穴位，与皮肤保持90°左右，用厉梳法短距离来回往复梳刮64次。

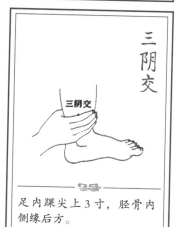

三阴交

足内踝尖上3寸，胫骨内侧缘后方。

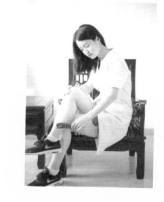

取坐姿，保持平静呼吸，左手持一梳子，使梳子角对准右侧穴位，心中默念"1、2、3、4、5、6、7、8"按压穴位，重复8次，共64次。对侧也按相同方法操作。

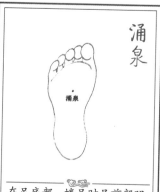

涌泉

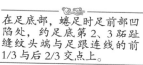

在足底部，蜷足时足前部凹陷处，约足底第2、3趾趾缝纹头端与足跟连线的前1/3与后2/3交点上。

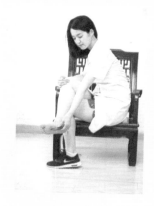

取坐姿，保持平静呼吸，左手持一梳子，使梳子角对准右侧穴位，心中默念"1、2、3、4、5、6、7、8"按压穴位，重复8次，共64次。对侧也按相同方法操作。

第四篇

一梳在手，全家人的保健医

7. 调理白带梳子操

白带是阴道内排出的分泌物。正常情况下,白带的量很少,色白,带黏性,无臭。当生殖器官有炎症、肿瘤时,阴道排出物可增多,且呈脓性或血性,并带臭味,应及时就医,明确诊断和治疗。中医学认为白带过多是体内湿气过多,经常用梳子梳刮、按摩一些特效穴位,有疏肝理气、调节免疫力的作用,对白带过多可以起到较好的调理作用。

特效穴位和手法

曲池: 用梳子角以"点压法"按压穴位。

带脉: 用梳子角以"点压法"按压穴位。

足三里: 用梳子角以"按揉法"按揉穴位。

三阴交: 用梳子角以"点压法"按压穴位。

太冲: 用梳子角以"点压法"按压穴位。

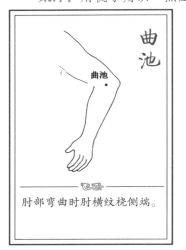

曲池

曲池

肘部弯曲时肘横纹桡侧端。

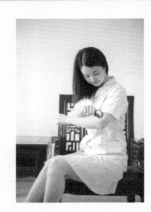

取坐姿,保持平静呼吸,右手持一梳子,使梳子角对准左侧穴位,心中默念"1、2、3、4、5、6、7、8"按压穴位,重复8次,共64次。对侧也按相同方法操作。

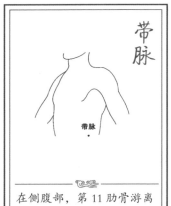

带脉

带脉

在侧腹部,第11肋骨游离端下方垂线与脐水平线的交点上。

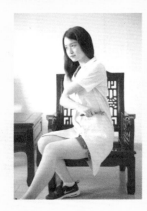

取坐姿,保持平静呼吸,右手持一梳子,使梳子角对准左侧穴位,心中默念"1、2、3、4、5、6、7、8"按压穴位,重复8次,共64次。对侧也按相同方法操作。

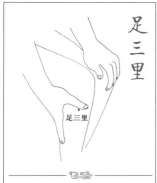

足三里

外膝眼正中直下 3 寸，胫骨外侧旁开 1 横指。

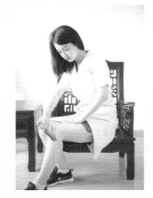

取坐姿，保持平静呼吸，右手持一梳子，使梳子角对准左侧穴位，心中默念"1、2、3、4、5、6、7、8"按揉穴位，重复 8 次，共 64 次。对侧也按相同方法操作。

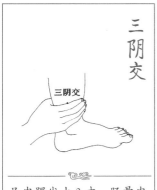

三阴交

足内踝尖上 3 寸，胫骨内侧缘后方。

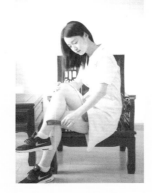

取坐姿，保持平静呼吸，左手持一梳子，使梳子角对准右侧穴位，心中默念"1、2、3、4、5、6、7、8"按压穴位，重复 8 次，共 64 次。对侧也按相同方法操作。

一梳在手，全家人的保健医

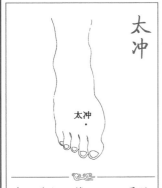

太冲

在足背侧，第 1、2 跖骨结合部之前凹陷处。

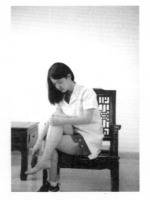

取坐姿，保持平静呼吸，右手持一梳子，使梳子角对准右侧穴位，心中默念"1、2、3、4、5、6、7、8"按压穴位，重复 8 次，共 64 次。对侧也按相同方法操作。

8. 预防闭经梳子操

女性年满十八岁，月经未来潮或月经来潮却又数月不来，并有其他症状者称为闭经。前一种称为原发性闭经，后一种称为继发性闭经。中医学认为闭经有虚实之分，但以虚证多见。在治疗闭经的同时，需注意休息和睡眠，避免烦躁和紧张的心理状态，再配合用梳子梳刮、按摩一些特效穴位，有补益气血、调整脏腑功能的功效，对治疗闭经有很好的辅助治疗作用。

特效穴位和手法

中脘：用梳齿以"平梳法"梳刮穴位。
八髎：用梳齿以"厉梳法"按压穴位。
血海：用梳子角以"点压法"按压穴位。
地机：用梳子角以"点压法"按压穴位。
太白：用梳子角以"点压法"按压穴位。

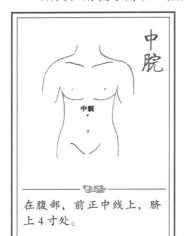

中脘

中脘

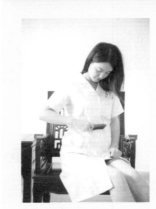

取坐姿，保持平静呼吸，右手持一梳子，使梳齿对准穴位，与皮肤保持90°左右，用平梳法短距离来回往复梳刮64次。

在腹部，前正中线上，脐上4寸处。

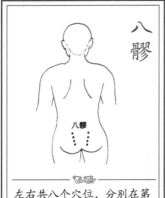

八髎

八髎

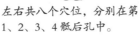

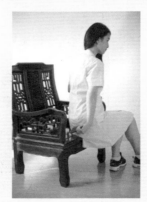

取坐姿，保持平静呼吸，右手持一梳子，使梳齿对准右侧穴位，与皮肤保持90°左右，用厉梳法短距离来回往复梳刮64次。对侧也按相同方法操作。

左右共八个穴位，分别在第1、2、3、4骶后孔中。

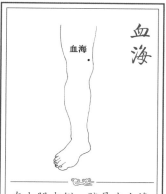

血海

血海

在大腿内侧，髌骨内上缘上2寸。

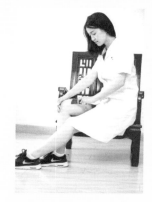

取坐姿，保持平静呼吸，左手持一梳子，使梳子角对准右侧穴位，心中默念"1、2、3、4、5、6、7、8"按压穴位，重复8次，共64次。对侧也按相同方法操作。

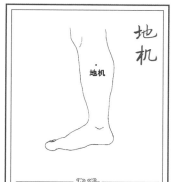

地机

地机

在小腿内侧，内踝尖与阴陵泉的连线上，阴陵泉下3寸。

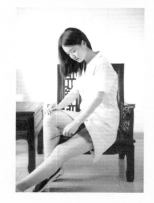

取坐姿，保持平静呼吸，左手持一梳子，使梳子角对准右侧穴位，心中默念"1、2、3、4、5、6、7、8"按压穴位，重复8次，共64次。对侧也按相同方法操作。

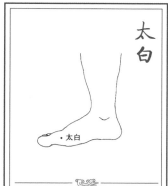

太白

太白

在足内侧缘，足大趾第1跖趾关节后下方赤白肉际凹陷处。

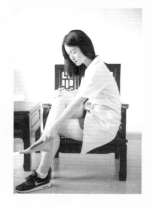

取坐姿，保持平静呼吸，左手持一梳子，使梳子角对准右侧穴位，心中默念"1、2、3、4、5、6、7、8"按压穴位，重复8次，共64次。对侧也按相同方法操作。

第四篇

一梳在手，全家人的保健医

中国梳子养生操

9. 改善围绝经期综合征梳子操

围绝经期综合征是由雌激素水平下降而引起的一系列症状。中医学认为本病的根本在于肾、心、肝。通过梳子梳刮、按摩一些特定穴位可起到补肾疏肝、调理气血的作用，可有效地缓解围绝经期综合征患者的生理和心理症状。

特效穴位和手法

百会： 手持梳子与头皮约保持90°，在穴位处用厉梳法，短距离来回往复梳刮64次。

合谷： 用梳子角以"点压法"按压穴位。

关元： 用梳齿以"平梳法"梳刮穴位。

三阴交： 用梳子角以"点压法"按压穴位。

太溪： 用梳子角以"点压法"按压穴位。

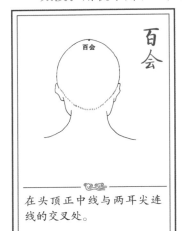

百会

在头顶正中线与两耳尖连线的交叉处。

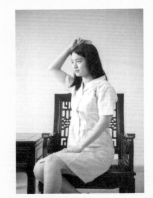

取坐姿，保持平静呼吸，右手持一梳子，与头皮约保持90°，用厉梳法短距离来回往复梳刮64次。

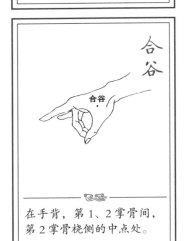

合谷

在手背，第1、2掌骨间，第2掌骨桡侧的中点处。

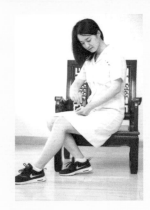

取坐姿，保持平静呼吸，右手持一梳子，使梳子角对准左侧穴位，心中默念"1、2、3、4、5、6、7、8"按压穴位，重复8次，共64次。对侧也按相同方法操作。

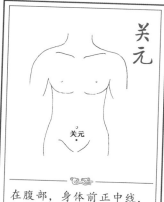

关元

在腹部，身体前正中线，脐中下3寸。

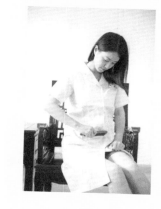

取坐姿，保持平静呼吸，右手持一梳子，使梳齿对准穴位，与皮肤约保持90°左右，用平梳法短距离来回往复梳刮64次。

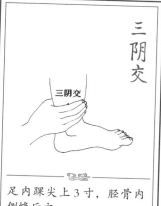

三阴交

足内踝尖上3寸，胫骨内侧缘后方。

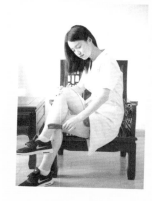

取坐姿，保持平静呼吸，左手持一梳子，使梳子角对准右侧穴位，心中默念"1、2、3、4、5、6、7、8"按压穴位，重复8次，共64次。对侧也按相同方法操作。

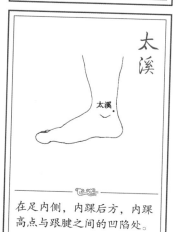

太溪

在足内侧，内踝后方，内踝高点与跟腱之间的凹陷处。

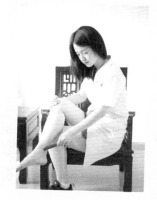

取坐姿，保持平静呼吸，左手持一梳子，使梳子角对准右侧穴位，心中默念"1、2、3、4、5、6、7、8"按压穴位，重复8次，共64次。对侧也按相同方法操作。

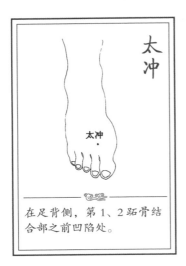

太冲

太冲

在足背侧，第1、2跖骨结合部之前凹陷处。

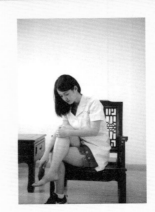

取坐姿，保持平静呼吸，右手持一梳子，使梳子角对准右侧穴位，心中默念"1、2、3、4、5、6、7、8"按压穴位，重复8次，共64次。对侧也按相同方法操作。

太冲： 用梳子角以"点压法"按压穴位。

二．梳梳，助力男人隐患消除

1． 改善阳痿梳子操

阳痿又称勃起功能障碍，是指在有性欲要求时，阴茎不能勃起或勃起不坚，或者虽然有勃起且有一定程度的硬度，但不能保持性交的足够时间，因而妨碍性交或不能完成性交。日常生活中除了药补和食补，持之以恒的用梳子梳刮、按摩一些特定穴位，有强精壮阳、增强男子性功能的功效，对阳痿有辅助治疗的作用。

梳刮全头法

手持梳子与头皮保持约90°，用厉梳法，从前额发际正中开始，沿督脉以及两边的膀胱经、胆经走向，逐渐向头顶、枕部直至后发际，顺序梳刮，延展至左右两侧，梳刮到全部头皮。整个共9条梳刮路线，每条线梳刮20次。

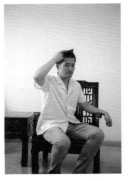

特效穴位和手法

中极： 用梳齿以"平梳法"梳刮穴位。

命门： 用梳齿以"厉梳法"梳刮穴位。

脾俞： 用梳齿以"厉梳法"梳刮穴位。

三阴交： 用梳子角以"点压法"按压穴位。

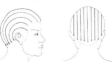

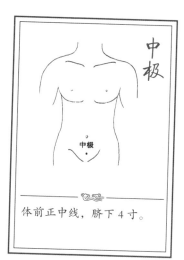

中极

体前正中线，脐下4寸。

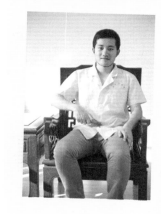

取坐姿，保持平静呼吸，右手持一梳子，使梳齿对准穴位，与皮肤保持90°左右，用平梳法短距离来回往复梳刮64次。

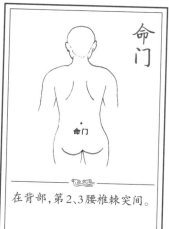

命门

在背部，第2、3腰椎棘突间。

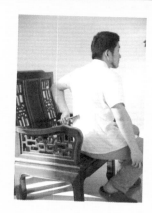

取坐姿，保持平静呼吸，左手持一梳子，使梳齿对准穴位，与皮肤保持90°左右，用厉梳法短距离来回往复梳刮64次。

第四篇

一梳在手，全家人的保健医

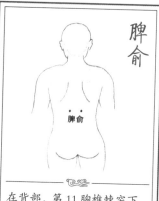

脾俞

在背部，第11胸椎棘突下，旁开1.5寸。

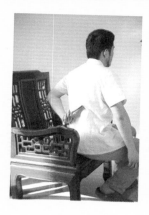

取坐姿，保持平静呼吸，左手持一梳子，使梳齿对准右侧穴位，与皮肤保持90°左右，用厉梳法短距离来回往复梳刮64次。对侧也按相同方法操作。

中国梳子养生操

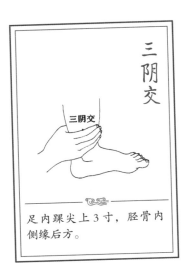

三阴交

三阴交

足内踝尖上3寸，胫骨内侧缘后方。

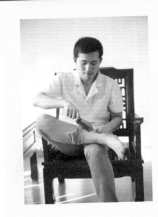

取坐姿，保持平静呼吸，右手持一梳子，使梳子角对准右侧穴位，心中默念"1、2、3、4、5、6、7、8"按压穴位，重复8次，共64次。对侧也按相同方法操作。

2. 改善早泄梳子操

早泄的定义尚有争议，通常是指性交时间很短即行射精，严重的早泄发生在性交之前，阴茎尚未与女性接触，或刚接触女性的外阴或阴道口，便发生射精，不能维持正常性生活。早泄是男性性功能障碍常见的症状。日常生活中，持之以恒的用梳子梳刮、按摩一些特定穴位，有补肾壮阳，益肾固精的作用，有助于治疗此病症。

梳刮全头法

手持梳子与头皮保持约90°，用厉梳法，从前额发际正中开始，沿督脉以及两边的膀胱经、胆经走向，逐渐向头顶、枕部直至后发际，顺序梳刮，延展至左右两侧，梳刮到全部头皮。整个共9条梳刮路线，每条线梳刮20次。

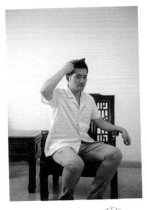

特效穴位和手法

关元：用梳齿以"平梳法"梳刮穴位。

中极：用梳齿以"平梳法"梳刮穴位。

命门：用梳齿以"梳厉法"梳刮穴位。

肾俞：用梳齿以"梳厉法"梳刮穴位。

足三里：用梳子角以"按揉法"按揉穴位。

三阴交：用梳子角以"点压法"按压穴位。

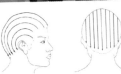

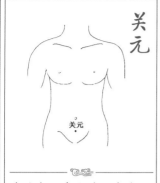

关元

在腹部，身体前正中线，脐中下3寸。

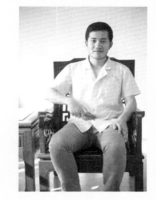

取坐姿，保持平静呼吸，右手持一梳子，使梳齿对准穴位，与皮肤保持90°左右，用平梳法短距离来回往复梳刮64次。

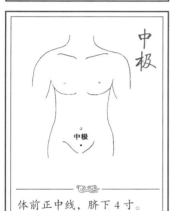

中极

体前正中线，脐下4寸。

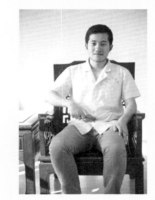

取坐姿，保持平静呼吸，右手持一梳子，使梳齿对准穴位，与皮肤保持90°左右，用平梳法短距离来回往复梳刮64次。

第四篇

一梳在手，全家人的保健医

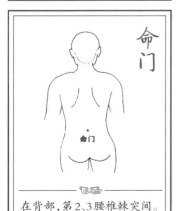

命门

在背部，第2、3腰椎棘突间。

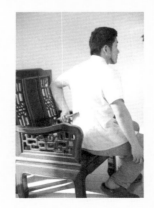

取坐姿，保持平静呼吸，左手持一梳子，使梳齿对准穴位，与皮肤保持90°左右，用厉梳法短距离来回往复梳刮64次。

中国梳子养生操

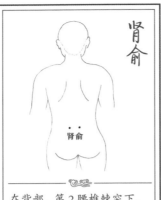

肾俞

肾俞

在背部，第2腰椎棘突下，旁开1.5寸处。

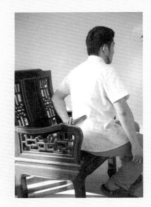

取坐姿，保持平静呼吸，左手持一梳子，使梳齿对准右侧穴位，与皮肤保持90°左右，用厉梳法短距离来回往复梳刮64次。对侧也按相同的方法操作。

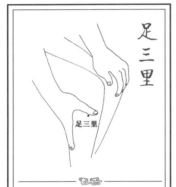

足三里

足三里

外膝眼正中直下3寸，胫骨外侧旁开1横指。

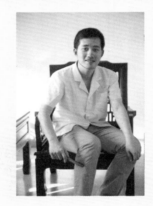

取坐姿，保持平静呼吸，右手持一梳子，使梳子角对准右侧穴位，心中默念"1、2、3、4、5、6、7、8"按揉穴位，重复8次，共64次。对侧也按相同方法操作。

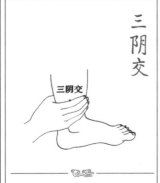

三阴交

三阴交

足内踝尖上3寸，胫骨内侧缘后方。

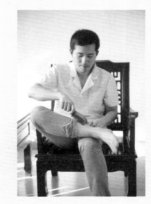

取坐姿，保持平静呼吸，右手持一梳子，使梳子角对准右侧穴位，心中默念"1、2、3、4、5、6、7、8"按压穴位，重复8次，共64次。对侧也按相同方法操作。

3. 预防遗精梳子操

遗精是指在没有性生活时发生射精，常见于青少年男性，一般是正常的生理现象。遗精次数过多，每周数次或一夜数次，则属病态。中医学认为此症的发生是由于心肾不交、命门火衰、精关不固所致，通常伴有头昏、眼花、神疲乏力、记忆力减退、腰酸腿软等症状。平时经常用梳子梳刮、按摩一些特效穴位，有交通心肾、补肾固精的功效，可有效缓解此症。

梳刮全头法

手持梳子与头皮保持约90°，用厉梳法，从前额发际正中开始，沿督脉以及两边的膀胱经、胆经走向，逐渐向头顶、枕部直至后发际，顺序梳刮，延展至左右两侧，梳刮到全部头皮。整个共9条梳刮路线，每条线梳刮20次。

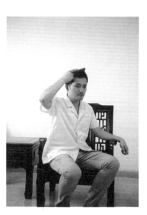

特效穴位和手法

神门：用梳子角以"点压法"按压穴位。

关元：用梳齿以"平梳法"梳刮穴位。

肾俞：用梳齿以"厉梳法"梳刮穴位。

三阴交：用梳子角以"点压法"按压穴位。

足三里：用梳子角以"按揉法"按压穴位。

太溪：用梳子角以"点压法"按压穴位。

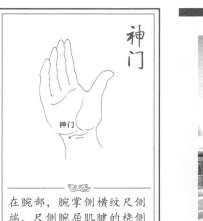

神门

神门

在腕部，腕掌侧横纹尺侧端，尺侧腕屈肌腱的桡侧凹陷处。

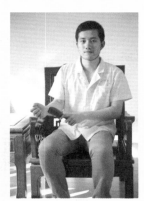

取坐姿，保持平静呼吸，左手持一梳子，使梳子角对准右侧穴位，心中默念"1、2、3、4、5、6、7、8"按压穴位，重复8次，共64次。对侧也按相同方法操作。

中国梳子养生操

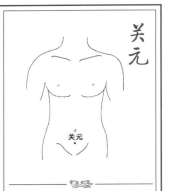

关元

在腹部，身体前正中线，脐中下 3 寸。

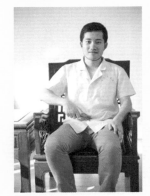

取坐姿，保持平静呼吸，右手持一梳子，使梳齿对准穴位，与皮肤保持 90°。左右，用平梳法短距离来回往复梳刮 64 次。

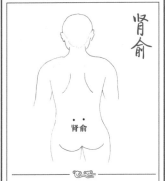

肾俞

在背部，第 2 腰椎棘突下，旁开 1.5 寸处。

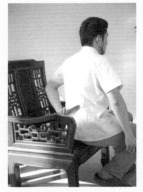

取坐姿，保持平静呼吸，左手持一梳子，使梳齿对准右侧穴位，与皮肤保持 90°。左右，用厉梳法短距离来回往复梳刮 64 次。对侧也按相同的方法操作。

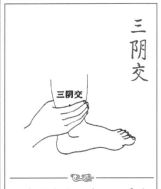

三阴交

足内踝尖上 3 寸，胫骨内侧缘后方。

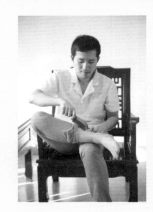

取坐姿，保持平静呼吸，右手持一梳子，使梳子角对准右侧穴位，心中默念 "1、2、3、4、5、6、7、8" 按压穴位，重复 8 次，共 64 次。对侧也按相同方法操作。

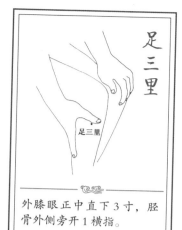

足三里

外膝眼正中直下3寸，胫骨外侧旁开1横指。

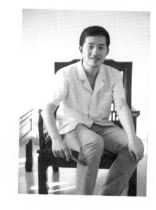

取坐姿，保持平静呼吸，右手持一梳子，使梳子角对准右侧穴位，心中默念"1、2、3、4、5、6、7、8"按揉穴位，重复8次，共64次。对侧也按相同方法操作。

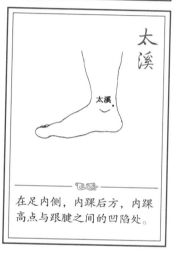

太溪

在足内侧，内踝后方，内踝高点与跟腱之间的凹陷处。

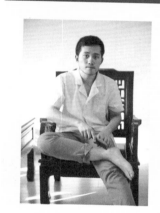

取坐姿，保持平静呼吸，右手持一梳子，使梳子角对准右侧穴位，心中默念"1、2、3、4、5、6、7、8"按压穴位，重复8次，共64次。对侧也按相同方法操作。

4. 减轻前列腺炎梳子操

前列腺炎主要表现为排尿时灼痛、尿频、尿急、排尿不畅，尿流变细或中断，严重时有尿潴留、尿道烧灼感、蚁行感，会阴、肛门部疼痛，并逐渐向腰骶、下腹、大腿等部位放射。日常生活中应养成良好的生活习惯，戒烟、酒，忌食辛辣食物，节制房事，再坚持用梳子梳刮、按摩一些特效穴位，对前列腺炎有到很好的防治作用

特效穴位和手法

中极：用梳齿以"平梳法"梳刮穴位。

水道：用梳齿以"平梳法"梳刮穴位。

阴陵泉：用梳子角以"点压法"按压穴位。

三阴交：用梳子角以"点压法"按压穴位。

中国梳子养生操

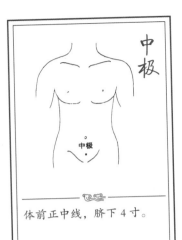

中极

体前正中线，脐下 4 寸。

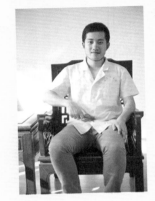

取坐姿，保持平静呼吸，右手持一梳子，使梳齿对准穴位，与皮肤保持90°左右，用平梳法短距离来回往复梳刮 64 次。

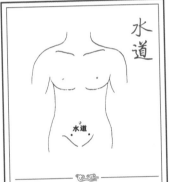

水道

在下腹部，脐中下 3 寸，距前正中线 2 寸。

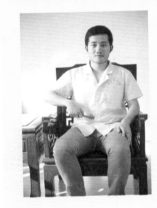

取坐姿，保持平静呼吸，右手持一梳子，使梳齿对准右侧穴位，与皮肤保持90°左右，用平梳法短距离来回往复梳刮 64 次。对侧也按相同方法操作。

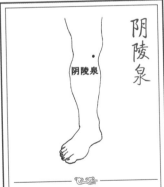

阴陵泉

在小腿内侧，膝下胫骨内侧髁下方凹陷中。

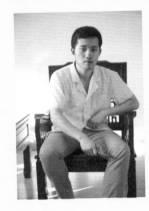

取坐姿，保持平静呼吸，右手持一梳子，使梳子角对准左侧穴位，心中默念"1、2、3、4、5、6、7、8"按压穴位，重复 8 次，共 64 次。对侧也按相同方法操作。

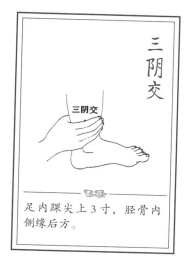

三阴交

三阴交

足内踝尖上3寸，胫骨内侧缘后方。

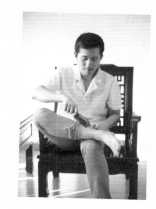

取坐姿，保持平静呼吸，右手持一梳子，使梳子角对准右侧穴位，心中默念"1、2、3、4、5、6、7、8"按压穴位，重复8次，共64次。对侧也按相同方法操作。

三、梳梳，老人祛疾、长寿的好朋友

1. 预防感冒梳子操

感冒是最常见的急性呼吸道感染性疾病，一年四季均可发生，但冬春两季多发。中医学认为感冒是在人体体质较弱、正气不足、抗御能力较差时，邪气侵犯人体而致。日常生活中，经常用梳子梳刮、按摩一些特效穴位，可以有效防治感冒。

梳刮全头法

手持梳子与头皮保持约90°，用厉梳法，从前额发际正中开始，沿督脉以及两边的膀胱经、胆经走向，逐渐向头顶、枕部直至后发际，顺序梳刮，延展至左右两侧，梳刮到全部头皮。整个共9条梳刮路线，每条线梳刮20次。

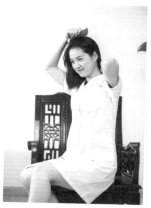

特效穴位和手法

风池： 手持梳子与头皮约保持90°，在穴位处用"厉梳法"，短距离来回往复梳刮64次。

大椎： 手持梳子与头皮约保持90°，在穴位处用"厉梳法"，短距离来回往复梳刮64次。

合谷： 用梳子角以"点压法"按压穴位。

支沟： 用梳子角以"点压法"按压穴位。

外关： 用梳子角以"点压法"按压穴位。

中国梳子养生操

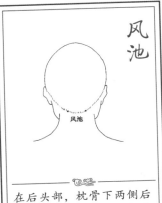

风池

在后头部，枕骨下两侧后发际处，斜方肌上端与胸锁乳突肌之间的凹陷处。

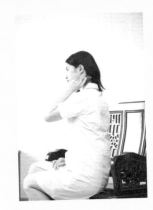

取坐姿，保持平静呼吸，左手持一梳子，与头皮约保持90°，用厉梳法短距离来回往复梳刮64次。对侧也按相同方法操作。

大椎

第7颈椎棘突下凹陷中。

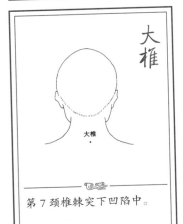

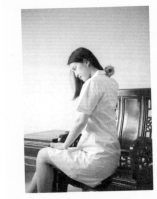

取坐姿，保持平静呼吸，右手持一梳子，与头皮约保持90°，用厉梳法短距离来回往复梳刮64次。

合谷

在手背，第1、2掌骨间，第2掌骨桡侧的中点处。

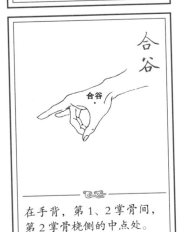

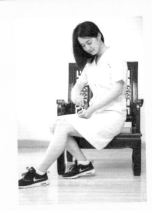

取坐姿，保持平静呼吸，右手持一梳子，使梳子角对准左侧穴位，心中默念"1、2、3、4、5、6、7、8"按压穴位，重复8次，共64次。对侧也按相同方法操作。

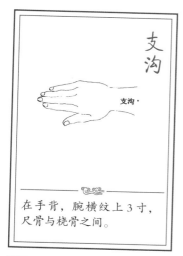

支沟

在手背，腕横纹上 3 寸，尺骨与桡骨之间。

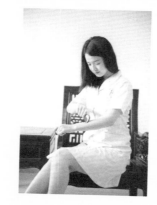

取坐姿，保持平静呼吸，右手持一梳子，使梳子角对准左侧穴位，心中默念"1、2、3、4、5、6、7、8"按压穴位，重复 8 次，共 64 次。对侧也按相同方法操作。

外关

在前臂外侧，腕背横纹向上 2 寸，桡骨与尺骨之间。

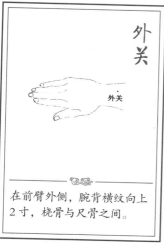

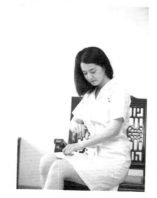

取坐姿，保持平静呼吸，右手持一梳子，使梳子角对准左侧穴位，心中默念"1、2、3、4、5、6、7、8"按压穴位，重复 8 次，共 64 次。对侧也按相同方法操作。

2. 防治颈椎病梳子操

颈椎病多发生于长期低头伏案工作的人群，主要表现为颈肩痛，可放射至头枕部和上肢，还会有一侧面部发热、出汗异常等。本病属中医学痹证范畴。日常生活中应做到坐姿正确，定时活动头颈肩部，睡觉枕头高低应适度，注意保暖，经常用梳子梳刮、按摩一些特效穴位，可有效防治颈椎病。

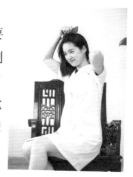

梳刮全头法

手持梳子与头皮保持约 90°，用厉梳法，从前额发际正中开始，沿督脉以及两边的膀胱经、胆经走向，逐渐向头顶、枕部直至后发际，顺序梳刮，延展至左右两侧，梳刮到全部头皮。整个共 9 条梳刮路线，每条线梳刮 20 次。

特效穴位和手法

颈夹脊： 手持梳子与头皮保持约 90°，在穴位处用"厉梳法"，短距离来回往复梳刮 64 次。

外关： 用梳子角以"点压法"按压穴位。

列缺： 用梳子角以"点压法"按压穴位。

合谷： 用梳子角以"点压法"按压穴位。

后溪： 用梳子角以"点压法"按压穴位。

申脉： 用梳子角以"点压法"按压穴位。

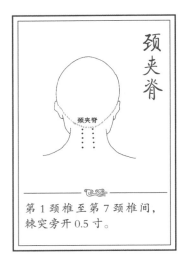

颈夹脊

第 1 颈椎至第 7 颈椎间，棘突旁开 0.5 寸。

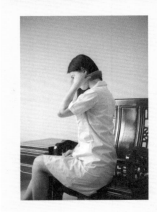

取坐姿，保持平静呼吸，左手持一梳子，与头皮保持 90° 左右，用厉梳法短距离来回往复梳刮 64 次。对侧也按相同方法操作。

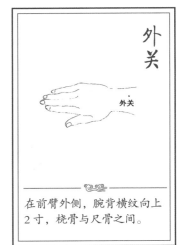

外关

在前臂外侧，腕背横纹向上 2 寸，桡骨与尺骨之间。

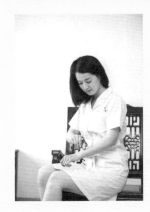

取坐姿，保持平静呼吸，右手持一梳子，使梳子角对准左侧穴位，心中默念"1、2、3、4、5、6、7、8"按压穴位，重复 8 次，共 64 次。对侧也按相同方法操作。

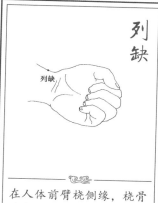

列缺

在人体前臂桡侧缘，桡骨茎突上方，腕横纹上1.5寸。

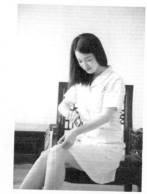

取坐姿，保持平静呼吸，右手持一梳子，使梳子角对准左侧穴位，心中默念"1、2、3、4、5、6、7、8"按压穴位，重复8次，共64次。对侧也按相同方法操作。

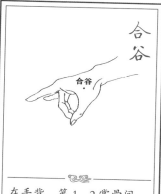

合谷

在手背，第1、2掌骨间，第2掌骨桡侧的中点处。

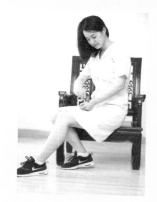

取坐姿，保持平静呼吸，右手持一梳子，使梳子角对准左侧穴位，心中默念"1、2、3、4、5、6、7、8"按压穴位，重复8次，共64次。对侧也按相同方法操作。

一梳在手，全家人的保健医

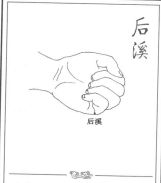

后溪

手掌尺侧，第5掌指关节后尺侧，手掌横纹头。

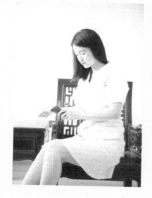

取坐姿，保持平静呼吸，左手持一梳子，使梳子角对准右侧穴位，心中默念"1、2、3、4、5、6、7、8"按压穴位，重复8次，共64次。对侧也按相同方法操作。

中国梳子养生操

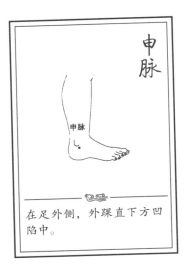

申脉

在足外侧，外踝直下方凹陷中。

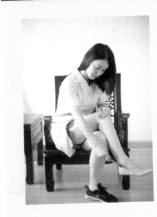

取坐姿，保持平静呼吸，右手持一梳子，使梳子角对准右侧穴位，心中默念"1、2、3、4、5、6、7、8"按压穴位，重复8次，共64次。对侧也按相同方法操作。

3. 调理高血压梳子操

高血压病是目前最常见、最重要的心血管疾病之一，也是危害人们健康和生命的一大杀手。持续性的高血压会引起脑、心、肾等器官的损害。日常生活中，应避免情绪激动、暴怒等，饮食应以清淡为主，严格控制食盐摄入量，戒烟少酒等。平时坚持用梳子梳刮、按摩一些特定穴位，也可以帮助降低血压。

梳刮全头法

手持梳子与头皮保持约90°，用厉梳法，从前额发际正中开始，沿督脉以及两边的膀胱经、胆经走向，逐渐向头顶、枕部直至后发际，顺序梳刮，延展至左右两侧，梳刮到全部头皮。整个共9条梳刮路线，每条线梳刮20次。

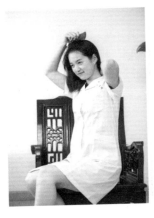

特效穴位和手法

大椎：手持梳子与头皮约保持90°，在穴位处用"厉梳法"，短距离来回往复梳刮64次。

曲池：用梳子角以"点压法"按压穴位。

涌泉：用梳子角以"点压法"按压穴位。

太冲：用梳子角以"点压法"按压穴位。

太溪：用梳子角以"点压法"按压穴位。

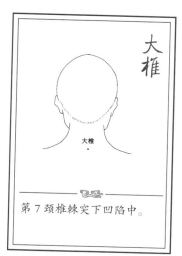

大椎

第 7 颈椎棘突下凹陷中。

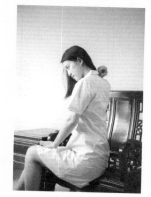

取坐姿，保持平静呼吸，右手持一梳子，与头皮约保持90°，用厉梳法短距离来回往复梳刮64次。

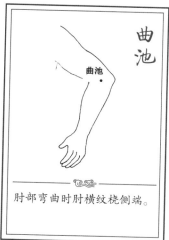

曲池

肘部弯曲时肘横纹桡侧端。

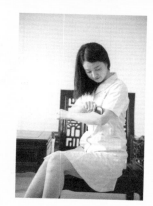

取坐姿，保持平静呼吸，右手持一梳子，使梳子角对准左侧穴位，心中默念"1、2、3、4、5、6、7、8"按压穴位，重复8次，共64次。对侧也按相同方法操作。

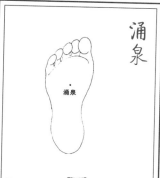

涌泉

在足底部，蜷足时足前部凹陷处，约足底第2、3跖趾缝纹头端与足跟连线的前1/3与后2/3交点上。

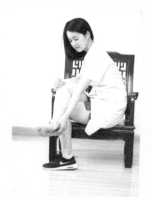

取坐姿，保持平静呼吸，左手持一梳子，使梳子角对准右侧穴位，心中默念"1、2、3、4、5、6、7、8"按压穴位，重复8次，共64次。对侧也按相同方法操作。

第四篇

一梳在手，全家人的保健医

中国梳子养生操

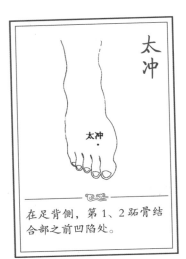

太冲

在足背侧，第1、2跖骨结合部之前凹陷处。

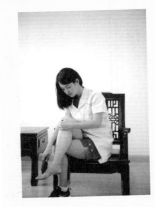

取坐姿，保持平静呼吸，右手持一梳子，使梳子角对准右侧穴位，心中默念"1、2、3、4、5、6、7、8"按压穴位，重复8次，共64次。对侧也按相同方法操作。

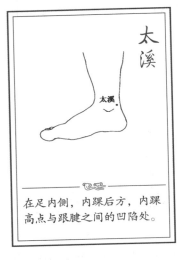

太溪

在足内侧，内踝后方，内踝高点与跟腱之间的凹陷处。

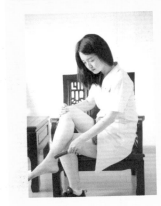

取坐姿，保持平静呼吸，左手持一梳子，使梳子角对准右侧穴位，心中默念"1、2、3、4、5、6、7、8"按压穴位，重复8次，共64次。对侧也按相同方法操作。

4. 防治糖尿病梳子操

糖尿病是由于体内胰岛素分泌的绝对或相对不足而引起糖代谢紊乱为主的全身性疾病，中医称为消渴，是人体肺、脾、肾受损所致。饮食不节，过食肥甘，心志失调，气郁化火，劳欲过度，耗伤肾阴等，都可诱发。糖尿病要早发现、早治疗。日常生活中除了要健康饮食、加强体育锻炼、遵医嘱服药等外，还可以使用梳子经常梳刮、按摩一些特效穴位，可以起到辅助治疗的作用。

梳刮全头法

手持梳子与头皮保持约90°，用厉梳法，从前额发际正中开始，沿督脉以及两边的膀胱经、胆经走向，逐渐向头顶、枕部直至后发际，顺序梳刮，延展至左右两侧，梳刮到全部头皮。整个共9条梳刮路线，每条线梳刮20次。

特效穴位和手法

胃脘下俞：用梳齿以"厉梳法"梳刮穴位。

脾俞：用梳齿以"厉梳法"梳刮穴位。

肾俞：用梳齿以"厉梳法"梳刮穴位。

太溪：用梳子角以"点压法"按压穴位。

内庭：用梳子角以"点压法"按压穴位。

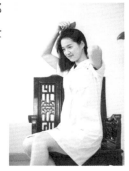

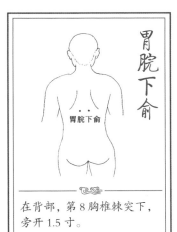

胃脘下俞

在背部，第8胸椎棘突下，旁开1.5寸。

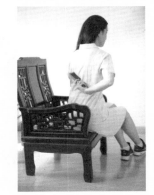

取坐姿，保持平静呼吸，右手持一梳子，使梳齿对准左侧穴位，与皮肤保持90°。左右，用厉梳法短距离来回往复梳刮64次。对侧也按相同方法操作。

第四篇

一梳在手，全家人的保健医

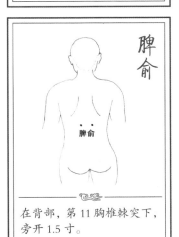

脾俞

在背部，第11胸椎棘突下，旁开1.5寸。

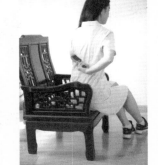

取坐姿，保持平静呼吸，右手持一梳子，使梳齿对准左侧穴位，与皮肤保持90°。左右，用厉梳法短距离来回往复梳刮64次。对侧也按相同方法操作。

中国梳子养生操

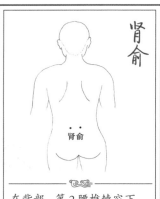

肾俞

在背部，第2腰椎棘突下，旁开1.5寸处。

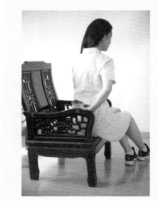

取坐姿，保持平静呼吸，右手持一梳子，使梳齿对准左侧穴位，与皮肤保持90°左右，用厉梳法短距离来回往复梳刮64次。对侧也按相同方法操作。

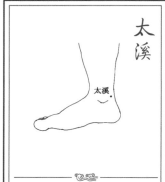

太溪

在足内侧，内踝后方，内踝高点与跟腱之间的凹陷处。

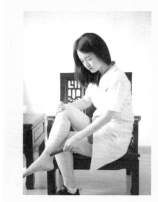

取坐姿，保持平静呼吸，左手持一梳子，使梳子角对准右侧穴位，心中默念"1、2、3、4、5、6、7、8"按压穴位，重复8次，共64次。对侧也按相同方法操作。

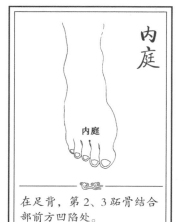

内庭

在足背，第2、3跖骨结合部前方凹陷处。

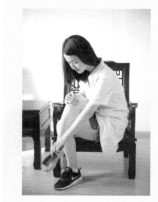

取坐姿，保持平静呼吸，左手持一梳子，使梳子角对准右侧穴位，心中默念"1、2、3、4、5、6、7、8"按压穴位，重复8次，共64次。对侧也按相同方法操作。

5. 调理高脂血症梳子操

高脂血症，中老年人常见。是指血清胆固醇或甘油三酯（三酰甘油）的含量增高，或两者都增高的现象。轻者可无不适感，重者会出现头晕、神疲乏力、健忘、肢体麻木等现象，是引起动脉硬化及心脑血管疾病的主要危险因素之一。属中医学的血痹、痰浊等范畴，是经络运行失调所致。改善饮食和药物治疗的同时，坚持用梳子梳刮、按摩一些特效穴位，可以起到辅助治疗的作用。

梳刮全头法

手持梳子与头皮保持约90°，用厉梳法，从前额发际正中开始，沿督脉以及两边的膀胱经、胆经走向，逐渐向头顶、枕部直至后发际，顺序梳刮，延展至左右两侧，梳刮到全部头皮。整个共9条梳刮路线，每条线梳刮20次。

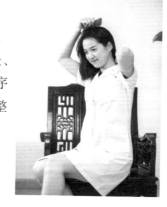

特效穴位和手法

内关：用梳子角以"点压法"按压穴位。

中脘：用梳齿以"平梳法"梳刮穴位。

脾俞：用梳齿以"厉梳法"梳刮穴位。

丰隆：用梳子角以"点压法"按压穴位。

三阴交：用梳子角以"点压法"按压穴位。

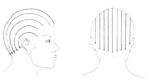

第四篇

一梳在手，全家人的保健医

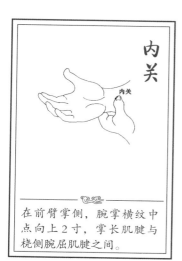

内关

在前臂掌侧，腕掌横纹中点向上2寸，掌长肌腱与桡侧腕屈肌腱之间。

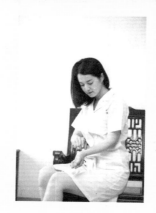

取坐姿，保持平静呼吸，右手持一梳子，使梳子角对准左侧穴位，心中默念"1、2、3、4、5、6、7、8"按压穴位，重复8次，共64次。对侧也按相同方法操作。

中国梳子养生操

中脘

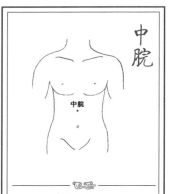

在腹部，前正中线上，脐上4寸处。

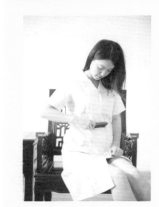

取坐姿，保持平静呼吸，右手持一梳子，使梳齿对准穴位，与皮肤保持90°。左右，用平梳法短距离来回往复梳刮64次。

脾俞

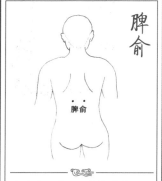

在背部，第11胸椎棘突下，旁开1.5寸。

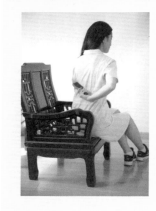

取坐姿，保持平静呼吸，右手持一梳子，使梳齿对准左侧穴位，与皮肤保持90°。左右，用厉梳法短距离来回往复梳刮64次。对侧也按相同方法操作。

丰隆

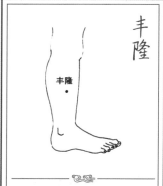

小腿前外侧，膝眼和外踝的连线中点。

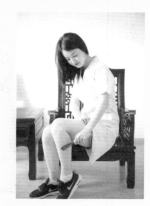

取坐姿，保持平静呼吸，左手持一梳子，使梳子角对准左侧穴位，心中默念"1、2、3、4、5、6、7、8"按压穴位，重复8次，共64次。对侧也按相同方法操作。

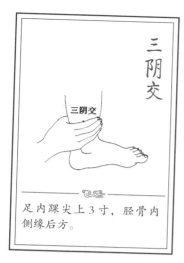

三阴交

三阴交

足内踝尖上3寸，胫骨内侧缘后方。

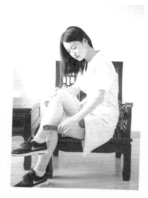

取坐姿，保持平静呼吸，左手持一梳子，使梳子角对准右侧穴位，心中默念"1、2、3、4、5、6、7、8"按压穴位，重复8次，共64次。对侧也按相同方法操作。

6. 防治心绞痛梳子操

心绞痛是冠心病的一个最常见类型，其直接病因是冠状动脉供血不足，心肌缺血、缺氧，舌下含服硝酸甘油片可在1～2分钟内缓解。中医学认为"不通则痛"，在冠心病心绞痛缓解期，坚持使用梳子梳刮、按摩一些特效穴位，有改善相应脏器微循环、调和气血运行的作用，可有效减少心绞痛的发作频率。

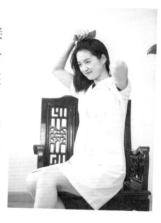

梳刮全头法

手持梳子与头皮保持约90°，用厉梳法，从前额发际正中开始，沿督脉以及两边的膀胱经、胆经走向，逐渐向头顶、枕部直至后发际，顺序梳刮，延展至左右两侧，梳刮到全部头皮。整个共9条梳刮路线，每条线梳刮20次。

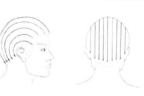

特效穴位和手法

阴郄： 用梳子角以"点压法"按压穴位。

内关： 用梳子角以"点压法"按压穴位。

郄门： 用梳子角以"点压法"按压穴位。

公孙： 用梳子角以"点压法"按压穴位。

第四篇

一梳在手，全家人的保健医

中国梳子养生操

阴郄

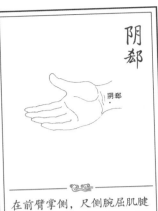

在前臂掌侧，尺侧腕屈肌腱的桡侧缘，腕横纹上0.5寸。

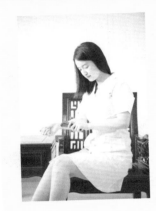

取坐姿，保持平静呼吸，左手持一梳子，使梳子角对准右侧穴位，心中默念"1、2、3、4、5、6、7、8"按压穴位，重复8次，共64次。对侧也按相同方法操作。

内关

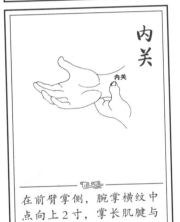

在前臂掌侧，腕掌横纹中点向上2寸，掌长肌腱与桡侧腕屈肌腱之间。

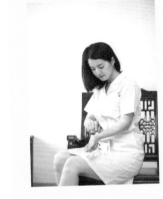

取坐姿，保持平静呼吸，右手持一梳子，使梳子角对准左侧穴位，心中默念"1、2、3、4、5、6、7、8"按压穴位，重复8次，共64次。对侧也按相同方法操作。

郄门

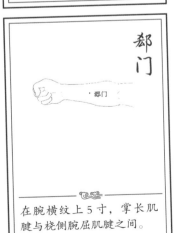

在腕横纹上5寸，掌长肌腱与桡侧腕屈肌腱之间。

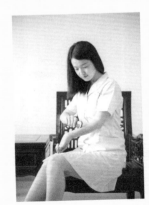

取坐姿，保持平静呼吸，右手持一梳子，使梳子角对准左侧穴位，心中默念"1、2、3、4、5、6、7、8"按压穴位，重复8次，共64次。对侧也按相同方法操作。

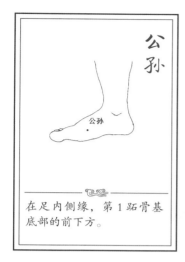

公孙

公孙

在足内侧缘，第1跖骨基底部的前下方。

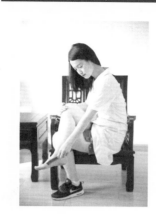

取坐姿，保持平静呼吸，左手持一梳子，使梳子角对准右侧穴位，心中默念"1、2、3、4、5、6、7、8"按压穴位，重复8次，共64次。对侧也按相同方法操作。

7. 改善中风后遗症梳子操

中风后遗症是指在脑中风发病1年后，还存在半身不遂或语言障碍或口角歪斜等症状。日常生活应注意科学饮食，加强主动、被动恢复锻炼，服用可靠的药物治疗以防病情复发或加重。平时坚持用梳子梳刮、按摩特效穴位，有舒筋通络、行气活血的作用，也可有效控制或减轻中风后遗症的症状。

梳刮全头法

手持梳子与头皮保持约90°，用厉梳法，从前额发际正中开始，沿督脉以及两边的膀胱经、胆经走向，逐渐向头顶、枕部直至后发际，顺序梳刮，延展至左右两侧，梳刮到全部头皮。整个共9条梳刮路线，每条线梳刮20次。

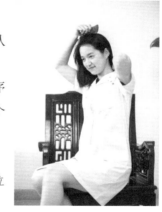

特效穴位及手法

百会：手持梳子与头皮约保持90°，在穴位处用厉梳法，短距离来回往复梳刮64次。

曲池：用梳子角以"点压法"按压穴位。

外关：用梳子角以"点压法"按压穴位。

手三里：用梳子角以"点压法"按压穴位。

足三里：用梳子角以"按揉法"按揉穴位。

阳陵泉：用梳子角以"点压法"按压穴位。

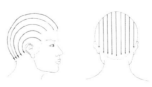

中国梳子养生操

百会

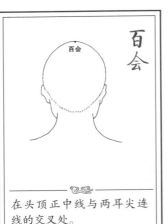

在头顶正中线与两耳尖连线的交叉处。

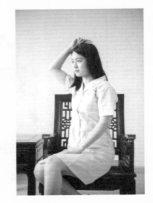

取坐姿，保持平静呼吸，右手持一梳子，与头皮约保持90°，用厉梳法短距离来回往复梳刮64次。

曲池

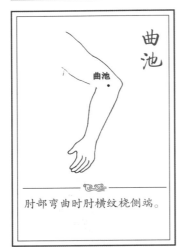

肘部弯曲时肘横纹桡侧端。

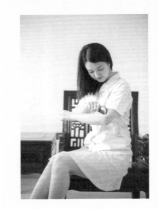

取坐姿，保持平静呼吸，右手持一梳子，使梳子角对准左侧穴位，心中默念"1、2、3、4、5、6、7、8"按压穴位，重复8次，共64次。对侧也按相同方法操作。

外关

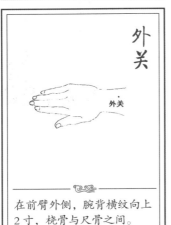

在前臂外侧，腕背横纹向上2寸，桡骨与尺骨之间。

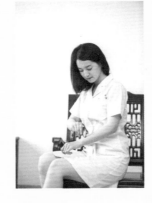

取坐姿，保持平静呼吸，右手持一梳子，使梳子角对准左侧穴位，心中默念"1、2、3、4、5、6、7、8"按压穴位，重复8次，共64次。对侧也按相同方法操作。

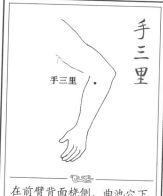

手三里

在前臂背面桡侧，曲池穴下2寸。

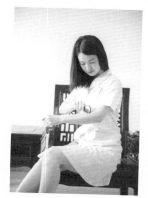

取坐姿，保持平静呼吸，右手持一梳子，使梳子角对准左侧穴位，心中默念"1、2、3、4、5、6、7、8"点压穴位，重复8次，共64次。对侧也按相同方法操作。

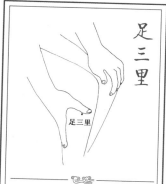

足三里

外膝眼正中直下3寸，胫骨外侧旁开1横指。

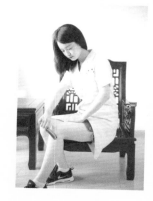

取坐姿，保持平静呼吸，右手持一梳子，使梳子角对准左侧穴位，心中默念"1、2、3、4、5、6、7、8"按揉穴位，重复8次，共64次。对侧也按相同方法操作。

第四篇 一梳在手，全家人的保健医

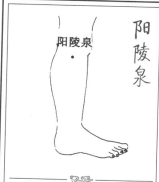

阳陵泉

在膝盖斜下方，小腿外侧之腓骨小头前下方凹陷中。

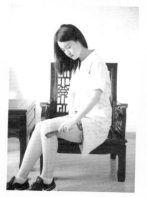

取坐姿，保持平静呼吸，左手持一梳子，使梳子角对准左侧穴位，心中默念"1、2、3、4、5、6、7、8"点压穴位，重复8次，共64次。对侧也按相同方法操作。

8. 预防老年性痴呆梳子操

老年性痴呆是一种进行性发展的神经系统退行性疾病。表现为认知功能下降、精神症状和行为障碍、日常生活能力的逐渐下降。中医学认为是由于久病气血亏虚，心神失养，肝肾不足，脑髓不充所致。在预防方面，除了要有良好的生活方式外，老年朋友坚持用梳子梳刮、按摩一些特效穴位，可以有效促进脑部血液循环，预防老年痴呆。

梳刮全头法

手持梳子与头皮保持约90°，用厉梳法，从前额发际正中开始，沿督脉以及两边的膀胱经、胆经走向，逐渐向头顶、枕部直至后发际，顺序梳刮，延展至左右两侧，梳刮到全部头皮。整个共9条梳刮路线，每条线梳刮20次。

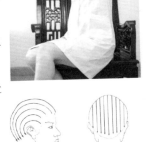

特效穴位及手法

印堂：用梳子角以"点压法"按压穴位。

百会：手持梳子与头皮约保持90°，在穴位处用厉梳法，短距离来回往复梳刮64次。

四神聪：手持梳子与头皮约保持90°，在穴位处用厉梳法，短距离来回往复梳刮64次。

风池：手持梳子与头皮约保持90°，在穴位处用厉梳法，短距离来回往复梳刮64次。

悬钟：用梳子角以"点压法"按压穴位。

大钟：用梳子角以"点压法"按压穴位。

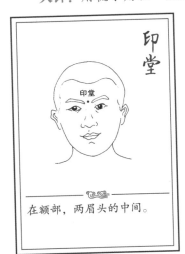

印堂

印堂

在额部，两眉头的中间。

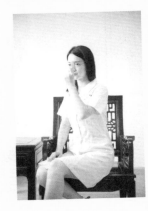

取坐姿，保持平静呼吸，左手持一梳子，使梳子角对准穴位，心中默念"1、2、3、4、5、6、7、8"按压穴位，重复8次，共64次。

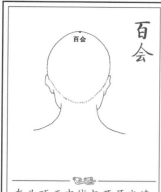

百会

在头顶正中线与两耳尖连线的交叉处。

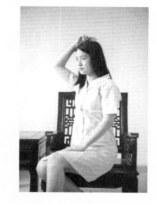

取坐姿，保持平静呼吸，右手持一梳子，与头皮约保持90°，用厉梳法短距离来回往复梳刮64次。

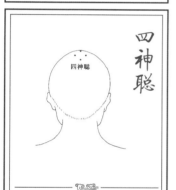

四神聪

在百会前、后、左、右各开1寸处。

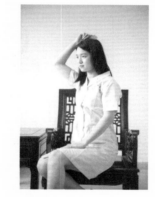

取坐姿，保持平静呼吸，右手持一梳子，与头皮约保持90°，用厉梳法短距离来回往复梳刮64次。

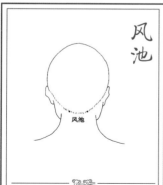

风池

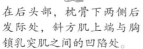

在后头部，枕骨下两侧后发际处，斜方肌上端与胸锁乳突肌之间的凹陷处。

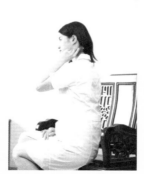

取坐姿，保持平静呼吸，左手持一梳子，与头皮约保持90°，用厉梳法短距离来回往复梳刮64次。对侧也按相同方法操作。

第四篇 一梳在手，全家人的保健医

中国梳子养生操

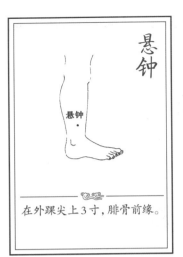

悬钟

在外踝尖上3寸，腓骨前缘。

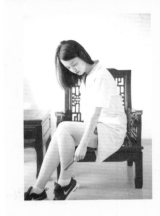

取坐姿，保持平静呼吸，左手持一梳子，使梳子角对准左侧穴位，心中默念"1、2、3、4、5、6、7、8"按压穴位，重复8次，共64次。对侧也按相同方法操作。

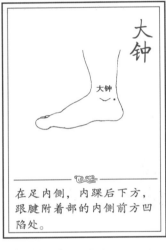

大钟

在足内侧，内踝后下方，跟腱附着部的内侧前方凹陷处。

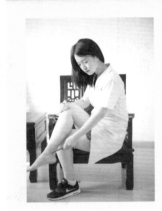

取坐姿，保持平静呼吸，左手持一梳子，使梳子角对准右侧穴位，心中默念"1、2、3、4、5、6、7、8"按压穴位，重复8次，共64次。对侧也按相同方法操作。

9. 预防痛风梳子操

痛风是因为高尿酸血症所致，男性血液中尿酸含量超过 7mg/dL，女性超过 6mg/dL，常于深夜因关节痛而惊醒，疼痛进行性加剧，难以忍受。受累关节及周围组织红、肿、热、痛和功能受限。痛风发作时，用梳子按摩一些特效穴位，并用热水泡脚，可使疼痛得到减轻。

特效穴位和手法

太白：用梳子角以"点压法"按压穴位。

太溪：用梳子角以"点压法"按压穴位。

太冲：用梳子角以"点压法"按压穴位。

三阴交：用梳子角以"点压法"按压穴位。

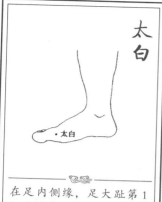

太白

在足内侧缘，足大趾第1
跖趾关节后下方赤白肉际
凹陷处。

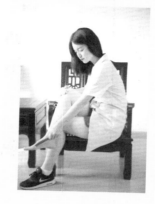

取坐姿，保持平静
呼吸，左手持一梳
子，使梳子角对准
右侧穴位，心中默
念"1、2、3、4、5、
6、7、8"按压穴位，
重复8次，共64次。
对侧也按相同方法
操作。

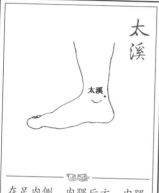

太溪

在足内侧，内踝后方，内踝
高点与跟腱之间的凹陷处。

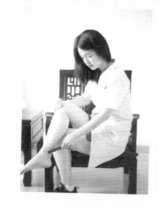

取坐姿，保持平静
呼吸，左手持一梳
子，使梳子角对准
右侧穴位，心中默
念"1、2、3、4、5、
6、7、8"按压穴位，
重复8次，共64次。
对侧也按相同方法
操作。

第四篇

一梳在手，全家人的保健医

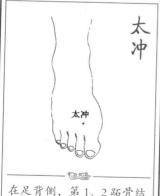

太冲

在足背侧，第1、2跖骨结
合部之前凹陷处。

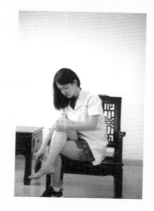

取坐姿，保持平静
呼吸，右手持一梳
子，使梳子角对准
右侧穴位，心中默
念"1、2、3、4、5、
6、7、8"按压穴位，
重复8次，共64次。
对侧也按相同方法
操作。

中国梳子养生操

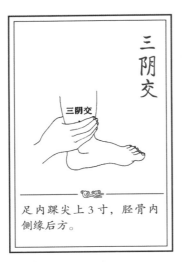

三阴交

三阴交

足内踝尖上3寸，胫骨内侧缘后方。

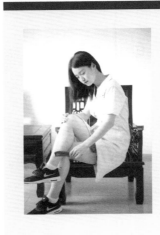

取坐姿，保持平静呼吸，左手持一梳子，使梳子角对准右侧穴位，心中默念"1、2、3、4、5、6、7、8"按压穴位，重复8次，共64次。对侧也按相同方法操作。

四、梳梳，考试焦虑、加班疲劳全赶走

1. 梳子缓解考试焦虑、醒脑操

面临着中考、高考，来自社会、家庭、学校、同学和自身等方面的压力，考生们普遍会有紧张、焦虑等情绪，主要表现为失眠、头痛、记忆力下降、思维迟钝、心神不定、心情烦躁等，易出现考试焦虑症，影响考试水平的发挥。焦虑症属中医学神志病症。应进行合理的心理调节，综合治疗：如学会微笑，自我暗示，增强自信心。学一些调节情绪的方法：如做深呼吸；头部做上下伸缩运动；找亲朋把自己想说的话都说出来；到一个空旷的地方，大声呐喊，宣泄内心压抑的情绪等。用梳子经常梳头和梳刮相关穴位，能达到调节气机、疏通经络、宁心安神、缓解压力等作用。

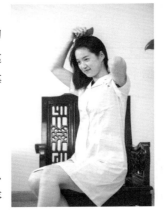

梳刮全头法

手持梳子与头皮保持约90°，用厉梳法，从前额发际正中开始，沿督脉以及两边的膀胱经、胆经走向，逐渐向头顶、枕部直至后发际，顺序梳刮，延展至左右两侧，梳刮到全部头皮。整个共9条梳刮路线，每条线梳刮20次。

特效穴位和手法

百会：手持梳子与头皮约保持90°，在穴位

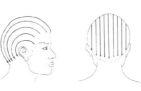

处用厉梳法，短距离来回往复梳刮 64 次。

安眠：手持梳子与头皮约保持 90°，在穴位处用厉梳法，短距离来回往复梳刮 64 次。

太阳：用梳子角以"点压法"按压穴位。

内关：用梳子角以"点压法"按压穴位。

神门：用梳子角以"点压法"按压穴位。

膻中：用梳齿以"平梳法"梳刮穴位。

三阴交：用梳子角以"点压法"按压穴位。

足三里：用梳子角以"按揉法"按揉穴位。

太冲：用梳子角以"点压法"按压穴位。

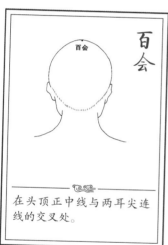

百会

在头顶正中线与两耳尖连线的交叉处。

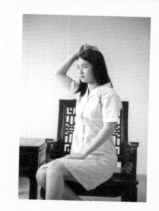

取坐姿，保持平静呼吸，右手持一梳子，与头皮约保持 90°，用厉梳法短距离来回往复梳刮 64 次。

第四篇

一梳在手，全家人的保健医

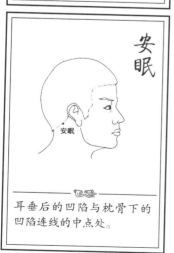

安眠

耳垂后的凹陷与枕骨下的凹陷连线的中点处。

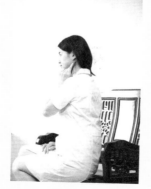

取坐姿，保持平静呼吸，左手持一梳子，与头皮约保持 90°，用厉梳法短距离来回往复梳刮 64 次。对侧也按相同方法操作。

中国梳子养生操

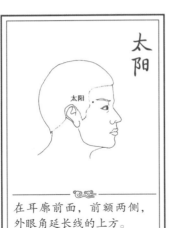

太阳

在耳廓前面，前额两侧，外眼角延长线的上方。

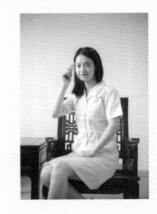

取坐姿，保持平静呼吸，右手持一梳子，使梳子角对准右侧穴位，心中默念"1、2、3、4、5、6、7、8"按压穴位，重复8次，共64次。对侧也按相同方法操作。

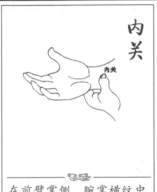

内关

在前臂掌侧，腕掌横纹中点向上2寸，掌长肌腱与桡侧腕屈肌腱之间。

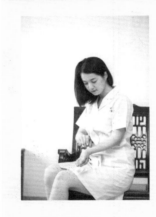

取坐姿，保持平静呼吸，右手持一梳子，使梳子角对准左侧穴位，心中默念"1、2、3、4、5、6、7、8"按压穴位，重复8次，共64次。对侧也按相同方法操作。

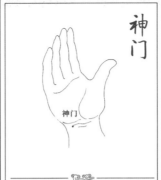

神门

在腕部，腕掌侧横纹尺侧端，尺侧腕屈肌腱的桡侧凹陷处。

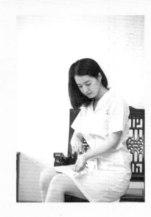

取坐姿，保持平静呼吸，右手持一梳子，使梳子角对准左侧穴位，心中默念"1、2、3、4、5、6、7、8"按压穴位，重复8次，共64次。对侧也按相同方法操作。

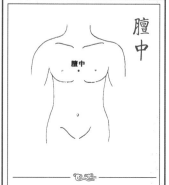

膻中

在前正中线上，两乳头连线的中点。

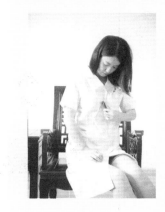

取坐姿，保持平静呼吸，右手持一梳子，使梳齿对准穴位，与皮肤约保持90°，用平梳法短距离来回往复梳刮64次。

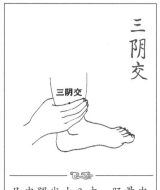

三阴交

足内踝尖上3寸，胫骨内侧缘后方。

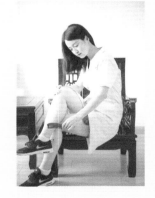

取坐姿，保持平静呼吸，左手持一梳子，使梳子角对准右侧穴位，心中默念"1、2、3、4、5、6、7、8"按压穴位，重复8次，共64次。对侧也按相同方法操作。

第四篇

一梳在手，全家人的保健医

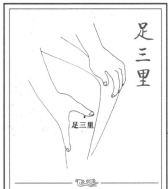

足三里

外膝眼正中直下3寸，胫骨外侧旁开1横指。

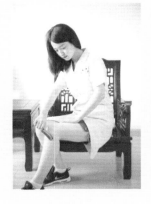

取坐姿，保持平静呼吸，右手持一梳子，使梳子角对准左侧穴位，心中默念"1、2、3、4、5、6、7、8"按揉穴位，重复8次，共64次。对侧也按相同方法操作。

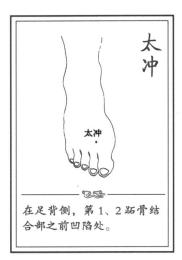

太冲

在足背侧，第1、2跖骨结合部之前凹陷处。

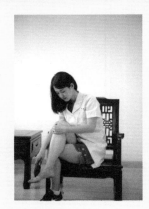

取坐姿，保持平静呼吸，右手持一梳子，使梳子角对准右侧穴位，心中默念"1、2、3、4、5、6、7、8"按压穴位，重复8次，共64次。对侧也按相同方法操作。

2. 梳子祛除加班疲劳、提神操

年轻的白领，看似光鲜的职业，其实隐藏着很多健康隐患，加班、熬夜等似乎成了家常便饭。可出现疲劳、精神不振、人体免疫力下降等亚健康症状。所以一定要注意日常的保健养生。喝咖啡虽然提神，但会消耗体内的B族维生素，而后者与神经、肌肉协调有关，缺乏B族维生素的人容易疲劳，咖啡需要量愈来愈多，效果却愈来愈差，会对咖啡产生依赖性。咖啡还影响睡眠。用梳子经常梳头和梳刮相关穴位，帮助您改善疲劳，振奋精神，调节免疫功能。

梳刮全头法

手持梳子与头皮保持约90°，用厉梳法，从前额发际正中开始，沿督脉以及两边的膀胱经、胆经走向，逐渐向头顶、枕部直至后发际，顺序梳刮，延展至左右两侧，梳刮到全部头皮。整个共9条梳刮路线，每条线梳刮20次。

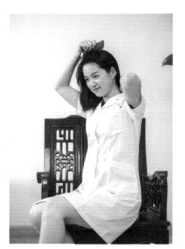

特效穴位和手法

百会：手持梳子与头皮约保持90°，在穴位处用厉梳法，短距离来回往复梳刮64次。

风池：手持梳子与头皮约保持90°，在穴位处用厉梳法，短距离来回往复梳刮64次。

神庭：手持梳子与头皮约保持90°，在穴位处用厉梳法，短距离来回往复梳刮 64 次。

　　上星： 手持梳子与头皮约保持 90°，在穴位处用厉梳法，短距离来回往复梳刮 64 次。

　　太阳： 用梳子角以"点压法"按压穴位。

　　印堂： 用梳子角以"点压法"按压穴位。

　　合谷： 用梳子角以"点压法"按压穴位。

　　内关： 用梳子角以"点压法"按压穴位。

　　足三里： 用梳子角以"按揉法"按揉穴位。

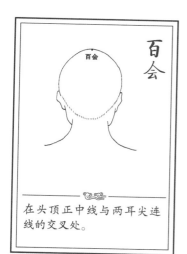

百会

在头顶正中线与两耳尖连线的交叉处。

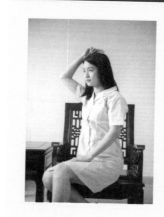

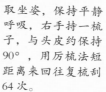

取坐姿，保持平静呼吸，右手持一梳子，与头皮约保持 90°，用厉梳法短距离来回往复梳刮 64 次。

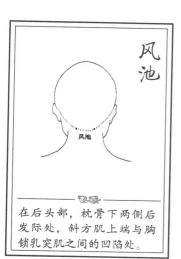

风池

在后头部，枕骨下两侧后发际处，斜方肌上端与胸锁乳突肌之间的凹陷处。

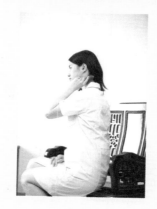

取坐姿，保持平静呼吸，左手持一梳子，与头皮约保持 90°，用厉梳法短距离来回往复梳刮 64 次。对侧也按相同方法操作。

中国梳子养生操

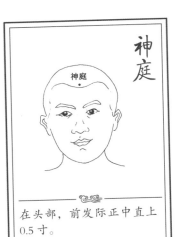

神庭

在头部，前发际正中直上0.5寸。

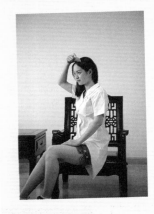

取坐姿，保持平静呼吸，右手持一梳子，与头皮约保持90°，用厉梳法短距离来回往复梳刮64次。

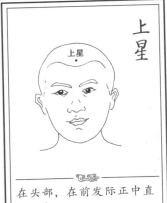

上星

在头部，在前发际正中直上1寸。

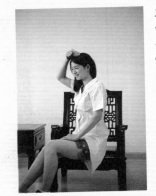

取坐姿，保持平静呼吸，右手持一梳子，与头皮约保持90°，用厉梳法短距离来回往复梳刮64次。

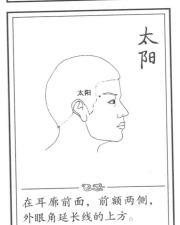

太阳

在耳廓前面，前额两侧，外眼角延长线的上方。

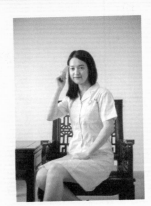

取坐姿，保持平静呼吸，右手持一梳子，使梳子角对准右侧穴位，心中默念"1、2、3、4、5、6、7、8"按压穴位，重复8次，共64次。对侧也按相同方法操作。

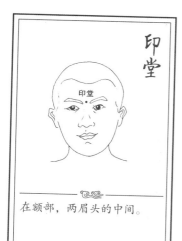

印堂

在额部，两眉头的中间。

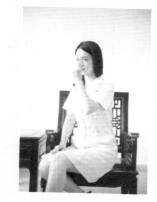

取坐姿，保持平静呼吸，左手持一梳子，使梳子角对准穴位，心中默念"1、2、3、4、5、6、7、8"按压穴位，重复8次，共64次。

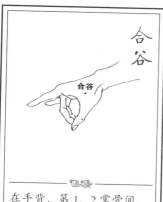

合谷

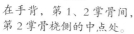

在手背，第1、2掌骨间，第2掌骨桡侧的中点处。

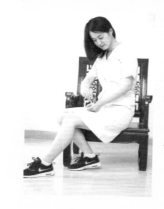

取坐姿，保持平静呼吸，右手持一梳子，使梳子角对准左侧穴位，心中默念"1、2、3、4、5、6、7、8"按压穴位，重复8次，共64次。对侧也按相同方法操作。

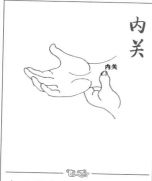

内关

在前臂掌侧，腕掌横纹中点向上2寸，掌长肌腱与桡侧腕屈肌腱之间。

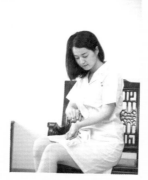

取坐姿，保持平静呼吸，右手持一梳子，使梳子角对准左侧穴位，心中默念"1、2、3、4、5、6、7、8"按压穴位，重复8次，共64次。对侧也按相同方法操作。

中国梳子养生操

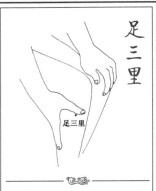

足三里

足三里

外膝眼正中直下 3 寸，胫骨外侧旁开 1 横指。

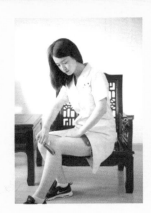

取坐姿，保持平静呼吸，右手持一梳子，使梳子角对准左侧穴位，心中默念"1、2、3、4、5、6、7、8"按揉穴位，重复 8 次，共 64 次。对侧也按相同方法操作。

一梳在手 调理体质好助手

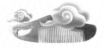

一、为什么要知道自己的体质类型

体质是指个体在生命过程中，在遗传和后天获得的基础上逐渐形成的在形态结构、生理功能和心理活动方面综合的相对稳定的特性。表现为机体代谢等诸多方面对外界刺激反应的个体差异，以及对某些疾病的易感性、产生病变的类型与疾病转归的某种倾向性。

中医学认为脏腑功能盛衰决定体质的差异，经络是体质形成的结构基础，而精气血津液是决定体质特征的重要物质基础。

中医体质学创始人、国医大师王琦教授的研究成果：将人的体质分为阳虚质、阴虚质、气虚质、痰湿质、湿热质、血瘀质、气郁质、特禀质、平和质9种基本体质类型。2009年《国家公共卫生服务规范》将"中医体质辨识"首次纳入国家公共卫生服务体系，加以推广。在这9种体质类型当中，1种是平和体质，而其他8种都是偏颇体质，占人群的大多数。而亚健康人群多为偏颇体质，不同体质易患不同的疾病。体质不同，其具体的养生方法也各不相同。宜针对不同的偏颇体质，有的放矢、量身定做养生调理方案。调理体质，是治未病的基础和必由之路，对改善亚健康状态是非常重要的，调走了亚健康，减少了生病的机会，防治了疾病的发生。这是中医的优势所在，填补了现代医学的不足，起到了强身健体的作用。

二、九种体质的特点及如何判定

1. 阳虚质

总体特征：阳气不足，以畏寒怕冷、手足不温等虚寒表现为主要特征。

形体特征：肌肉松软不实。

常见表现：平素畏冷，手足不温，喜热饮食，精神不振，舌淡胖嫩，脉沉迟。

心理特征：性格多沉静、内向。

患病倾向：易患寒证、痹证，易得关节炎、腰腿痛等。

适应能力：耐夏不耐冬；易感风、寒、湿邪。

判定自测表：请根据近一年的体验和感觉，回答以下问题

请根据近一年的体验和感觉，回答以下问题	没有（根本不）	很少（有一点）	有时（有些）	经常（相当）	总是（非常）
（1）您手脚发凉吗？	1	2	3	4	5
（2）您胃脘部、背部或腰膝部怕冷吗？	1	2	3	4	5
（3）您感到怕冷、衣服比别人穿得多吗？	1	2	3	4	5
（4）您比一般人耐受不了寒冷（冬天的寒冷，夏天的冷空调、电扇等）吗？	1	2	3	4	5
（5）您比别人容易患感冒吗？	1	2	3	4	5
（6）您吃（喝）凉的东西会感到不舒服或者怕吃（喝）凉东西吗？	1	2	3	4	5
（7）你受凉或吃（喝）凉的东西后，容易腹泻（拉肚子）吗？	1	2	3	4	5

计分方法：

1. 原始分。简单求和法。原始分数 = 各个条目的分值相加。

2. 转化分数。0 ~ 100 分。转化分数 =（原始分 –7）/28 × 100

判定标准：阳虚体质转化分≥40分，判定为"是"；转化分为30 ~ 39分，判定为"倾向是"；转化分 < 30 分，判定为"否"。

判断结果：□是　　　□倾向是　　　□否

2. 阴虚质

总体特征：阴液亏少，以口燥咽干、手足心热等虚热表现为主要特征。

形体特征：体形偏瘦。

常见表现：手足心热，口燥咽干，鼻微干，喜冷饮，大便干燥，舌红少津，脉细数。

心理特征：性情急躁，外向好动，活泼。

患病倾向：易有便秘、肿瘤、结核等阴亏燥热的病症。

适应能力：耐冬不耐夏；不耐受暑、热、燥邪。

判定自测表：请根据近一年的体验和感觉，回答以下问题

请根据近一年的体验和感觉，回答以下问题	没有（根本不）	很少（有一点）	有时（有些）	经常（相当）	总是（非常）
（1）您感到手脚心发热吗？	1	2	3	4	5
（2）您感觉身体、脸上发热吗？	1	2	3	4	5
（3）您皮肤或口唇干吗？	1	2	3	4	5
（4）您口唇的颜色比一般人红吗？	1	2	3	4	5
（5）您容易便秘或大便干燥吗？	1	2	3	4	5
（6）您面部两颧潮红或偏红吗？	1	2	3	4	5
（7）您感到眼睛干涩吗？	1	2	3	4	5
（8）您感到口干咽燥，总是想喝水吗？	1	2	3	4	5

计分方法：

1. 原始分。简单求和法。原始分数 = 各个条目的分值相加。

2. 转化分数。0 ~ 100 分。转化分数 =（原始分 –8）/32 × 100

判定标准：阴虚体质转化分≥40分，判定为"是"；转化分为30 ~ 39分，判定为"倾向是"；转化分＜30分，判定为"否"。

判断结果：□是　　　□倾向是　　　□否

3.气虚质

总体特征：元气不足，以疲乏、气短、自汗等气虚表现为主要特征。

形体特征：肌肉松软不实。

常见表现：平素语音低弱，气短懒言，容易疲乏，精神不振，易出汗，舌淡红，舌边有齿痕，脉弱。

心理特征：性格内向，不喜冒险。

患病倾向：易患感冒、内脏下垂等病；病后康复缓慢。

适应能力：不耐受风、寒、暑、湿邪。

判定自测表：请根据近一年的体验和感觉，回答以下问题

请根据近一年的体验和感觉，回答以下问题	没有（根本不）	很少（有一点）	有时（有些）	经常（相当）	总是（非常）
（1）你容易疲乏吗？	1	2	3	4	5
（2）您容易气短（呼吸短促，接不上气吗？	1	2	3	4	5
（3）您容易心慌吗？	1	2	3	4	5
（4）您容易头晕或站起时晕眩吗？	1	2	3	4	5
（5）您比别人容易患感冒吗？	1	2	3	4	5
（6）您喜欢安静、懒得说话吗？	1	2	3	4	5
（7）您说话声音无力吗？	1	2	3	4	5
（8）您活动量稍大就容易出虚汗吗？	1	2	3	4	5

计分方法：

1.原始分。简单求和法。原始分数＝各个条目的分值相加。

2.转化分数。0～100分。转化分数＝（原始分 –8）/32×100

判定标准：气虚体质转化分≥40分，判定为"是"；转化分为30～39分，判定为"倾向是"；转化分＜30分，判定为"否"。

判断结果：□是　　　□倾向是　　　□否

一梳在手，调理体质好助手

中国梳子养生操

4. 痰湿质

总体特征：痰湿凝聚，以形体肥胖、腹部肥满、口黏苔腻等痰湿表现为主要特征。

形体特征：体形肥胖，腹部肥满松软。

常见表现：面部皮肤油脂较多，多汗且黏，胸闷，痰多，口黏腻或甜，喜食肥甘甜黏，苔腻，脉滑。

心理特征：性格偏温和、稳重，多善于忍耐。

患病倾向：易患糖尿病、高血压病、肥胖症、高脂血症、脑血管疾病等病。

适应能力：对梅雨季节及湿重环境适应能力差。

判定自测表：请根据近一年的体验和感觉，回答以下问题

请根据近一年的体验和感觉，回答以下问题	没有（根本不）	很少（有一点）	有时（有些）	经常（相当）	总是（非常）
（1）您感到胸闷或腹部胀满吗？	1	2	3	4	5
（2）您感到身体沉重不轻松或不爽快吗？	1	2	3	4	5
（3）您腹部肥满松软吗？	1	2	3	4	5
（4）您有额部油脂分泌多的现象吗？	1	2	3	4	5
（5）您上眼睑比别人肿（有轻微隆起的现象）吗？	1	2	3	4	5
（6）您嘴里有黏黏的感觉吗？	1	2	3	4	5
（7）您平时痰多，特别是咽喉部总感到有痰堵着吗？	1	2	3	4	5
（8）您舌苔厚腻或有舌苔厚厚的感觉吗？	1	2	3	4	5

计分方法：

1. 原始分。简单求和法。原始分数 = 各个条目的分值相加。

2. 转化分数。0 ~ 100 分。转化分数 =（原始分 –8）/32 × 100

判定标准：痰湿体质转化分 ≥40 分，判定为"是"；转化分为 30 ~ 39 分，判定为"倾向是"；转化分 < 30 分，判定为"否"。

判断结果：□是　　　□倾向是　　　□否

5. 湿热质

总体特征： 湿热内蕴，以面垢油光、口苦、苔黄腻等湿热表现为主要特征。

形体特征： 形体中等或偏瘦。

常见表现： 面垢油光，易生痤疮，口苦口干，身重困倦，大便黏滞不畅或燥结，小便短黄，男性易阴囊潮湿，女性易带下增多，舌质偏红，苔黄腻，脉滑数。

心理特征： 容易心烦急躁。

患病倾向： 易患疮疖、黄疸、带下等病。

适应能力： 对夏末秋初湿热气候，湿重或气温偏高环境较难适应。

判定自测表： 请根据近一年的体验和感觉，回答以下问题

请根据近一年的体验和感觉，回答以下问题	没有（根本不）	很少（有一点）	有时（有些）	经常（相当）	总是（非常）
（1）您面部或鼻部有油腻感或者油亮发光吗？	1	2	3	4	5
（2）你容易生痤疮或疮疖吗？	1	2	3	4	5
（3）您感到口苦或嘴里有异味吗？	1	2	3	4	5
（4）您大便黏滞不爽、有解不尽的感觉吗？	1	2	3	4	5
（5）您便秘或大便干燥吗？	1	2	3	4	5
（6）您小便时尿道有发热感、尿色浓（深）吗？	1	2	3	4	5
（7）您带下色黄（白带颜色发黄）吗？（限女性）	1	2	3	4	5
（8）您的阴囊部位潮湿吗？（限男性）	1	2	3	4	5

计分方法：

1. 原始分。简单求和法。原始分数 = 各个条目的分值相加。

2. 转化分数。0 ~ 100 分。转化分数 =（原始分 –7）/28 × 100

判定标准： 湿热体质转化分 ≥ 40 分，判定为"是"；转化分为 30 ~ 39 分，判定为"倾向是"；转化分 < 30 分，判定为"否"。

判断结果： □是　　□倾向是　　　□否

6. 血瘀质

总体特征: 血行不畅,以肤色晦黯、舌质紫黯等血瘀表现为主要特征。

形体特征: 胖瘦均见。

常见表现: 肤色晦黯,色素沉着,容易出现瘀斑,口唇黯淡,舌黯或有瘀点,舌下络脉紫黯或增粗,脉涩。

心理特征: 易烦,健忘。

患病倾向: 易患肿瘤、中风、崩漏等。

适应能力: 不耐受寒邪。

判定自测表: 请根据近一年的体验和感觉,回答以下问题

请根据近一年的体验和感觉,回答以下问题	没有(根本不)	很少(有一点)	有时(有些)	经常(相当)	总是(非常)
(1)您的皮肤在不知不觉中会出现青紫瘀斑(皮下出血)吗?	1	2	3	4	5
(2)您两颧部有细微红丝吗?	1	2	3	4	5
(3)您身体上有哪里疼痛吗?	1	2	3	4	5
(4)您面色晦黯或容易出现褐斑吗?	1	2	3	4	5
(5)您容易有黑眼圈吗?	1	2	3	4	5
(6)您容易忘事(健忘)吗?	1	2	3	4	5
(7)您口唇颜色偏黯吗?	1	2	3	4	5

计分方法:

1. 原始分。简单求和法。原始分数 = 各个条目的分值相加。

2. 转化分数。0 ~ 100分。转化分数 =(原始分 -7)/28 × 100

判定标准:痰湿体质转化分≥40分,判定为"是";转化分为30 ~ 39分,判定为"倾向是";转化分 < 30分,判定为"否"。

判断结果:□是   □倾向是   □否

7. 气郁质

总体特征：气机郁滞，以神情抑郁、忧虑脆弱等气郁表现为主要特征。

形体特征：形体瘦者为多。

常见表现：神情抑郁，情感脆弱，烦闷不乐，舌淡红，苔薄白，脉弦。

心理特征：性格内向不稳定、敏感多虑。

患病倾向：易患抑郁症、梅核气、肿瘤等。

适应能力：对精神刺激适应能力较差；不适应阴雨天气。

判定自测表：请根据近一年的体验和感觉，回答以下问题

请根据近一年的体验和感觉，回答以下问题	没有（根本不）	很少（有一点）	有时（有些）	经常（相当）	总是（非常）
（1）您感到闷闷不乐吗？	1	2	3	4	5
（2）您容易精神紧张、焦虑不安吗？	1	2	3	4	5
（3）您多愁善感、感情脆弱吗？	1	2	3	4	5
（4）您容易感到害怕或受到惊吓吗？	1	2	3	4	5
（5）您胁肋部或乳房胀痛吗？	1	2	3	4	5
（6）您无缘无故叹气吗？	1	2	3	4	5
（7）您咽喉部有异物感，且吐之不出、咽之不下吗？	1	2	3	4	5

计分方法：

1. 原始分。简单求和法。原始分数 = 各个条目的分值相加。

2. 转化分数。0 ~ 100 分。转化分数 =（原始分 -7）/28 × 100

判定标准：气郁体质转化分 ≥ 40 分，判定为"是"；转化分为 30 ~ 39 分，判定为"倾向是"；转化分 < 30 分，判定为"否"。

判断结果：□是　　□倾向是　　□否

第五篇

一梳在手，调理体质好助手

中国梳子养生操

8. 特禀质

总体特征：先天失常，以生理缺陷、过敏反应等为主要特征。

形体特征：过敏体质者一般无特殊；先天禀赋异常者或有畸形，或有生理缺陷。

常见表现：过敏体质者常见哮喘、风团、咽痒、鼻塞、喷嚏等；患遗传性疾病者有垂直遗传、先天性、家族性特征；患胎传性疾病者具有母体影响胎儿个体生长发育及相关疾病特征。

心理特征：随禀质不同，情况各异。

患病倾向：过敏体质者易患哮喘、荨麻疹、花粉症及药物过敏等；遗传性疾病如血友病、先天愚型等；胎传性疾病如五迟（立迟、行迟、发迟、齿迟和语迟）、五软（头软、项软、手足软、肌肉软、口软）、解颅、胎惊等。

适应能力：适应能力差，对易致过敏季节适应能力差，易引发宿疾。

判定自测表：请根据近一年的体验和感觉，回答以下问题

请根据近一年的体验和感觉，回答以下问题	没有（根本不）	很少（有一点）	有时（有些）	经常（相当）	总是（非常）
（1）您没有感冒时也会打喷嚏吗？	1	2	3	4	5
（2）您没有感冒时也会鼻塞、流鼻涕吗？	1	2	3	4	5
（3）您有因季节变化、温度变化或异味等原因而出现咳喘的现象吗？	1	2	3	4	5
（4）您容易过敏（对药物、食物、气味、花粉或在季节交替、气候变化时）吗？	1	2	3	4	5
（5）您的皮肤容易起荨麻疹（风团、风疹块、风疙瘩）吗？	1	2	3	4	5
（6）您的皮肤因过敏出现过紫癜（紫红色瘀点、瘀斑）吗？	1	2	3	4	5
（7）您的皮肤一抓就红，并出现抓痕吗？	1	2	3	4	5

计分方法：

1. 原始分。简单求和法。原始分数 = 各个条目的分值相加。

2. 转化分数。0 ~ 100分。转化分数 =（原始分 –7）/28 × 100

判定标准：特禀体质转化分 ≥ 40分，判定为"是"；转化分为 30 ~ 39分，判定为"倾向是"；转化分 < 30分，判定为"否"。

判断结果：□是　　　□倾向是　　　□否

9. 平和质

总体特征：阴阳气血调和，以体态适中、面色红润、精力充沛等为主要特征。

形体特征：体形匀称健壮。

常见表现：面色、肤色润泽，头发稠密有光泽，目光有神，鼻色明润，嗅觉通利，唇色红润，不易疲劳，精力充沛，耐受寒热，睡眠良好，胃纳佳，二便正常，舌色淡红，苔薄白，脉和缓有力。

心理特征：性格随和开朗。

患病倾向：平素患病较少。

适应能力：对自然环境和社会环境适应能力较强。

判定自测表：请根据近一年的体验和感觉，回答以下问题

请根据近一年的体验和感觉，回答以下问题	没有（根本不）	很少（有一点）	有时（有些）	经常（相当）	总是（非常）
（1）您精力充沛吗？	1	2	3	4	5
（2）您容易疲乏吗？	5	4	3	2	1
（3）您说话声音无力吗？	5	4	3	2	1
（4）您感到闷闷不乐吗？	5	4	3	2	1
（5）您比一般人耐受不了寒冷（冬天的寒冷，夏天的冷空调、电扇）吗？	5	4	3	2	1
（6）您能适应外界自然和社会环境的变化吗？	1	2	3	4	5
（7）您容易失眠吗？	5	4	3	2	1
（8）您容易忘事（健忘）吗？	5	4	3	2	1

计分方法：

1. 原始分。简单求和法。原始分数 = 各个条目的分值相加。

2. 转化分数。0 ~ 100 分。转化分数 =（原始分 –8）/32 × 100

判定标准：平和体质转化分 ≥ 40 分，判定为"是"；转化分为 30 ~ 39 分，判定为"倾向是"；转化分 < 30 分，判定为"否"。

判断结果：□是　　□倾向是　　　□否

三、调理九种体质梳子养生操

1. 阳虚体质梳子养生操

梳刮全头法

手持梳子与头皮保持约90°，用厉梳法，从前额发际正中开始，沿督脉以及两边的膀胱经、胆经走向，逐渐向头顶、枕部直至后发际，顺序梳刮，延展至左右两侧，梳刮到全部头皮。整个共9条梳刮路线，每条线梳刮20次。

特效穴位及手法

大椎：用梳齿以"厉梳法"梳刮穴位。

关元：用梳齿以"平梳法"梳刮穴位。

脾俞：用梳齿以"厉梳法"梳刮穴位。

肾俞：用梳齿以"厉梳法"梳刮穴位。

命门：用梳齿以"厉梳法"梳刮穴位。

足三里：用梳子角以"按揉法"按揉穴位。

饮食起居

避免过劳，春夏培补阳气，秋冬避寒就温，多日光浴，注重足下、背部及丹田部位的保暖，避免大汗、醉酒、忌熬夜、节房事。宜食甘温、温阳食品。如牛羊狗肉、葱、蒜、花椒、鳝鱼、韭菜、辣椒、胡椒、栗子等；少食生冷寒凉食物如黄瓜、藕、梨、西瓜等。"春夏养阳"，夏日三伏每伏食附子粥或羊肉附子汤1次。平时可食用羊肉扒莴笋、韭菜炒胡桃仁、当归生姜羊肉汤、韭菜炒胡桃仁。

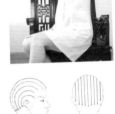

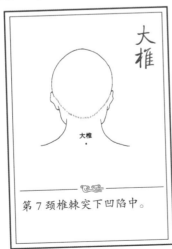

大椎

大椎

第 7 颈椎棘突下四陷中。

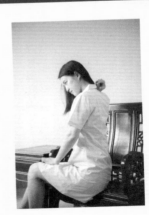

取坐姿，保持平静呼吸，右手持一梳子，与头皮约保持90°，用厉梳法短距离来回往复梳刮64次。

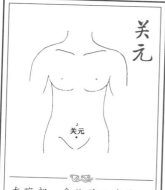

关元

在腹部，身体前正中线，脐中下 3 寸。

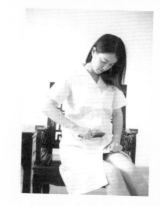

取坐姿，保持平静呼吸，右手持一梳子，使梳齿对准穴位，与皮肤约保持 90° 左右，用平梳法短距离来回往复梳刮 64 次。

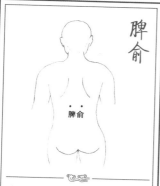

脾俞

在背部，第 11 胸椎棘突下，旁开 1.5 寸。

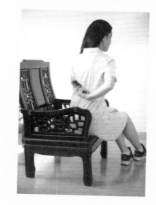

取坐姿，保持平静呼吸，右手持一梳子，使梳齿对准左侧穴位，与皮肤保持 90° 左右，用厉梳法短距离来回往复梳刮 64 次。对侧也按相同方法操作。

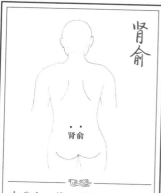

肾俞

在背部，第 2 腰椎棘突下，旁开 1.5 寸。

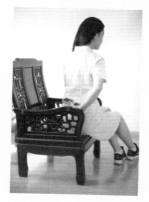

取坐姿，保持平静呼吸，右手持一梳子，使梳齿对准左侧穴位，与皮肤保持 90° 左右，用厉梳法短距离来回往复梳刮 64 次。对侧也按相同方法操作。

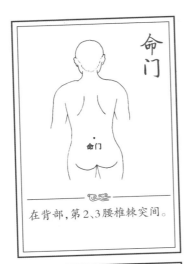

命门

在背部，第2、3腰椎棘突间。

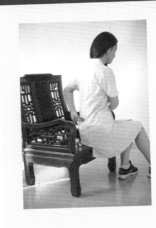

取坐姿，保持平静呼吸，左手持一梳子，使梳齿对准穴位，与皮肤保持90°。左右，用厉梳法短距离来回往复梳刮64次。

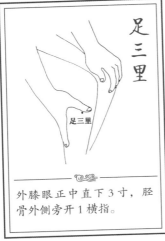

足三里

外膝眼正中直下3寸，胫骨外侧旁开1横指。

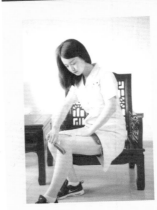

取坐姿，保持平静呼吸，右手持一梳子，使梳角对准左侧穴位，心中默念"1、2、3、4、5、6、7、8"按揉穴位，重复8次，共64次。对侧也按相同方法操作。

运动及音乐

可进行一些动作柔缓的运动，如：八段锦、太极拳（剑）、五禽戏——虎戏、散步。多听欢快、喜庆的音乐，如徵调式乐曲：《步步高》《解放军进行曲》《卡门序曲》等。

2. 阴虚体质梳子操

梳刮全头法

手持梳子与头皮保持约90°，用厉梳法，从前额发际正中开始，沿督脉以及两边的膀胱经、胆经走向，逐渐向头顶、枕部直至后发际，顺序梳刮，延展至左右两侧，梳刮到全部头皮。整个共9条梳刮路线，每条线梳刮20次。

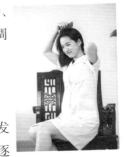

特效穴位及手法

太溪： 用梳子角以"点压法"按压穴位。

照海： 用梳子角以"点压法"按压穴位。

涌泉： 用梳子角以"点压法"按压穴位。

阴陵泉： 用梳子角以"点压法"按压穴位。

三阴交： 用梳子角以"点压法"按压穴位。

饮食起居

夏应避暑，秋冬养阴；居室安静，忌熬夜，节房事，避免大汗、醉酒，不剧烈运动，不在高温下工作。食宜甘润、甘凉滋润食物。常吃梨、百合、银耳、木瓜、菠菜、无花果、冰糖、茼蒿等；少食葱、姜、蒜、椒、荔枝、茴香等辛辣燥热之品；平时可食木耳莲子百合羹。

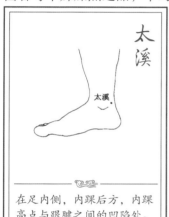

太溪

在足内侧，内踝后方，内踝高点与跟腱之间的凹陷处。

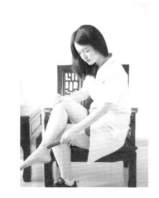

取坐姿，保持平静呼吸，左手持一梳子，使梳子角对准右侧穴位，心中默念"1、2、3、4、5、6、7、8"按压穴位，重复8次，共64次。对侧也按相同方法操作。

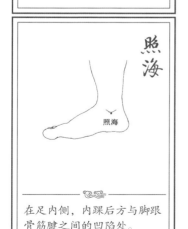

照海

在足内侧，内踝后方与脚跟骨筋腱之间的凹陷处。

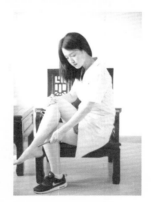

取坐姿，保持平静呼吸，左手持一梳子，使梳子角对准右侧穴位，心中默念"1、2、3、4、5、6、7、8"按压穴位，重复8次，共64次。对侧也按相同方法操作。

第五篇

一梳在手，调理体质好助手

中国梳子养生操

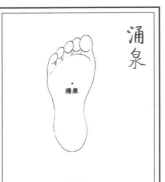

涌泉

在足底部，蜷足时足前部凹陷处，约足底第2、3跖趾缝纹头端与足跟连线的前1/3与后2/3交点上。

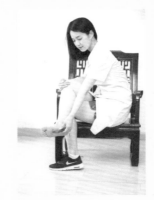

取坐姿，保持平静呼吸，左手持一梳子，使梳子角对准右侧穴位，心中默念"1、2、3、4、5、6、7、8"按压穴位，重复8次，共64次。对侧也按相同方法操作。

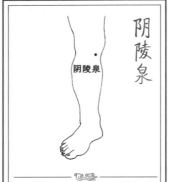

阴陵泉

在小腿内侧，膝下胫骨内侧髁下方凹陷中。

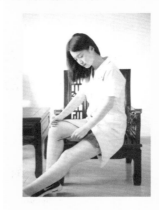

取坐姿，保持平静呼吸，左手持一梳子，使梳子角对准右侧穴位，心中默念"1、2、3、4、5、6、7、8"按压穴位，重复8次，共64次。对侧也按相同方法操作。

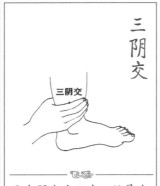

三阴交

足内踝尖上3寸，胫骨内侧缘后方。

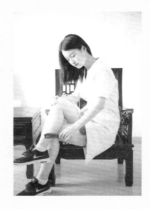

取坐姿，保持平静呼吸，左手持一梳子，使梳子角对准右侧穴位，心中默念"1、2、3、4、5、6、7、8"按压穴位，重复8次，共64次。对侧也按相同方法操作。

运动及音乐

宜动静结合，不宜大汗，及时补水。如太极拳（剑）、游泳、散步、叩齿生津咽津功。宜听舒缓、悠扬音乐。如角调式乐曲：《春之声圆舞曲》《蓝色多瑙河》《江南丝竹乐》《春风得意》《摇篮曲》《小夜曲》。

3.气虚体质梳子操

梳刮全头法

手持梳子与头皮保持约90°，用厉梳法，从前额发际正中开始，沿督脉以及两边的膀胱经、胆经走向，逐渐向头顶、枕部直至后发际，顺序梳刮，延展至左右两侧，梳刮到全部头皮。整个共9条梳刮路线，每条线梳刮20次。

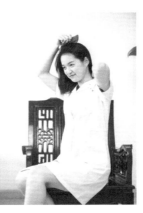

特效穴位及手法

百会：用梳齿以"厉梳法"梳刮穴位。。

气海：用梳齿以"平梳法"梳刮穴位。

足三里：用梳子角以"按揉法"按揉穴位。

饮食起居

夏当避暑，冬当避寒，避免过劳。常食益气健脾、营养丰富、易消化食物，如粳米、糯米、小米、大麦、山药、土豆、大枣、香菇、鸡肉、鹅肉、兔肉、鹌鹑、牛肉、青鱼、鲢鱼、鳜鱼、鳝鱼等，少吃耗气食物如青萝卜、槟榔、空心菜、金橘等。

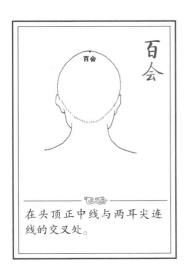

百会

在头顶正中线与两耳尖连线的交叉处。

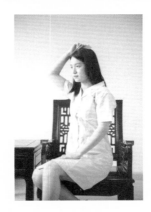

取坐姿，保持平静呼吸，右手持一梳子，与头皮约保持90°，用厉梳法短距离来回往复梳刮64次。

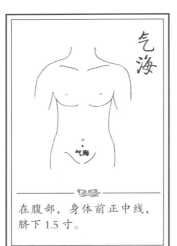

气海

在腹部，身体前正中线，脐下 1.5 寸。

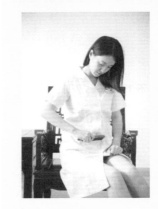

取坐姿，保持平静呼吸，右手持一梳子，使梳齿对准穴位，与皮肤保持 90°，左右，用平梳法短距离来回往复梳刮 64 次。

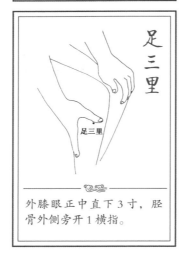

足三里

外膝眼正中直下 3 寸，胫骨外侧旁开 1 横指。

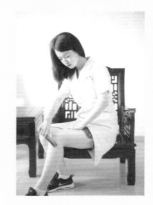

取坐姿，保持平静呼吸，右手持一梳子，使梳子角对准左侧穴位，心中默念"1、2、3、4、5、6、7、8"按揉穴位，重复 8 次，共 64 次。对侧也按相同方法操作。

运动及音乐

可进行一些偏于柔缓的运动，如散步、太极拳（剑）、八段锦、五禽戏等。欣赏具有田园、山野等自然风格、轻柔和缓的乐曲，如《春江花月夜》《月儿高》《月光奏鸣曲》《高山》《流水》。

4. 痰湿体质梳子操

梳刮全头法

手持梳子与头皮保持约 90°，用厉梳法，从前额发际正中开始，沿督脉以及两边的膀胱经、胆经走向，逐渐向

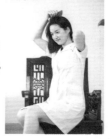

头顶、枕部直至后发际，顺序梳刮，延展至左右两侧，梳刮到全部头皮。整个共 9 条梳刮路线，每条线梳刮 20 次。

特效穴位及手法

中脘：用梳齿以"平梳法"梳刮穴位。

天枢：用梳齿以"平梳法"梳刮穴位。

丰隆：用梳子角以"点压法"按压穴位。

足三里：用梳子角以"按揉法"按揉穴位。

阴陵泉：用梳子角以"点压法"按压穴位。

三阴交：用梳子角以"点压法"按压穴位。

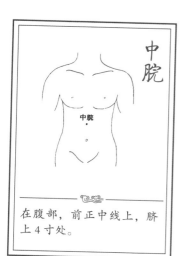

在腹部，前正中线上，脐上 4 寸处。

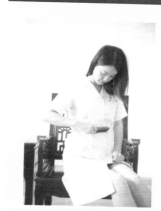

取坐姿，保持平静呼吸，右手持一梳子，使梳齿对准穴位，与皮肤保持 90° 左右，用平梳法短距离来回往复梳刮 64 次。

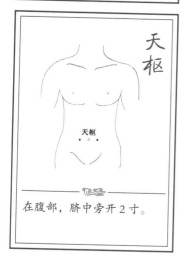

在腹部，脐中旁开 2 寸。

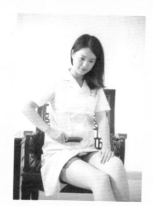

取坐姿，保持平静呼吸，右手持一梳子，使梳齿对准右侧穴位，与皮肤保持 90° 左右，用平梳法短距离来回往复梳刮 64 次。对侧也按相同方法操作。

第五篇 一梳在手，调理体质好助手

中国梳子养生操

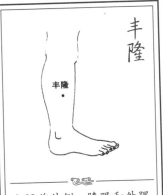

丰隆

小腿前外侧，膝眼和外踝的连线中点。

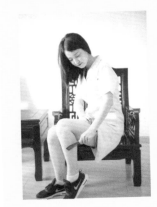

取坐姿，保持平静呼吸，左手持一梳子，使梳子角对准左侧穴位，心中默念"1、2、3、4、5、6、7、8"按压穴位，重复8次，共64次。对侧也按相同方法操作。

足三里

外膝眼正中直下3寸，胫骨外侧旁开1横指。

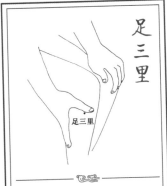

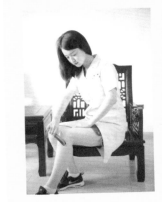

取坐姿，保持平静呼吸，右手持一梳子，使梳子角对准左侧穴位，心中默念"1、2、3、4、5、6、7、8"按揉穴位，重复8次，共64次。对侧也按相同方法操作。

阴陵泉

在小腿内侧，膝下胫骨内侧髁下方凹陷中。

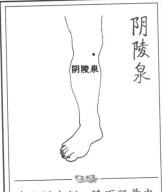

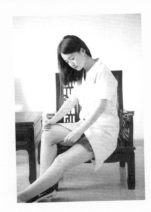

取坐姿，保持平静呼吸，左手持一梳子，使梳子角对准右侧穴位，心中默念"1、2、3、4、5、6、7、8"按压穴位，重复8次，共64次。对侧也按相同方法操作。

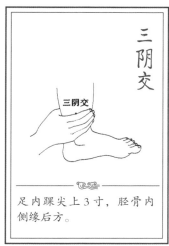

足内踝尖上3寸，胫骨内侧缘后方。

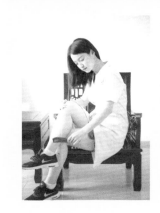

取坐姿，保持平静呼吸，左手持一梳子，使梳子角对准右侧穴位，心中默念"1、2、3、4、5、6、7、8"按压穴位，重复8次，共64次。对侧也按相同方法操作。

饮食起居

远离潮湿；阴雨季避湿邪侵袭；多进行户外活动，常洗热水澡，注意保暖，晒太阳。食宜甘温、健脾利湿食物，如冬瓜、红小豆、扁豆、白萝卜、南瓜、紫菜、洋葱、薏苡仁、包菜、茯苓、海参、鲍鱼、杏子、荔枝、柠檬、樱桃、杨梅、槟榔、佛手、栗子等；少食甜黏油腻，少喝酒勿过饱，少吃油盐，少吃贝类海产品；忌吃生冷性寒之品，忌吃饴糖、柚子、李子、柿子、肥肉。

运动及音乐

多参加社会活动，培养广泛兴趣爱好，不过度思虑，豁达乐观。宜听激昂高亢的音乐，如徵调式乐曲：《山居吟》《文王操》《樵歌》《渔歌》《步步高》《狂欢》《解放军进行曲》《卡门序曲》。

5. 湿热体质梳子操

梳刮全头法

手持梳子与头皮保持约90°，用厉梳法，从前额发际正中开始，沿督脉以及两边的膀胱经、胆经走向，逐渐向头顶、枕部直至后发际，顺序梳刮，延展至左右两侧，梳刮到全部头皮。整个共9条梳刮路线，每条线梳刮20次。

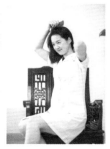

特效穴位及手法

合谷：用梳子角以"点压法"按压穴位。
曲池：用梳子角以"点压法"按压穴位。
丰隆：用梳子角以"点压法"按压穴位。
足三里：用梳子角以"按揉法"按揉穴位。
阴陵泉：用梳子角以"点压法"按压穴位。
三阴交：用梳子角以"点压法"按压穴位。

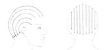

第五篇

一梳在手，调理体质好助手

中国梳子养生操

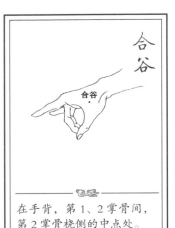

合谷

在手背，第1、2掌骨间，第2掌骨桡侧的中点处。

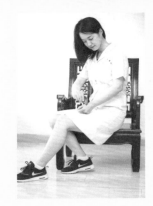

取坐姿，保持平静呼吸，右手持一梳子，使梳子角对准左侧穴位，心中默念"1、2、3、4、5、6、7、8"按压穴位，重复8次，共64次。对侧也按相同方法操作。

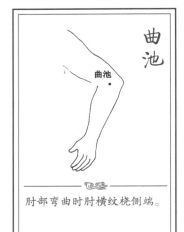

曲池

肘部弯曲时肘横纹桡侧端。

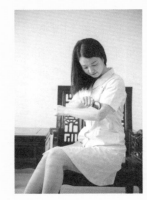

取坐姿，保持平静呼吸，右手持一梳子，使梳子角对准左侧穴位，心中默念"1、2、3、4、5、6、7、8"按压穴位，重复8次，共64次。对侧也按相同方法操作。

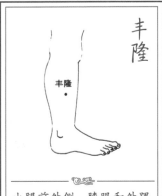

丰隆

小腿前外侧，膝眼和外踝的连线中点。

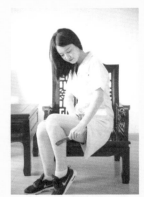

取坐姿，保持平静呼吸，左手持一梳子，使梳子角对准左侧穴位，心中默念"1、2、3、4、5、6、7、8"按压穴位，重复8次，共64次。对侧也按相同方法操作。

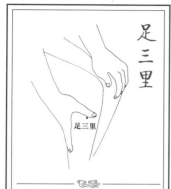

足三里

外膝眼正中直下3寸，胫骨外侧旁开1横指。

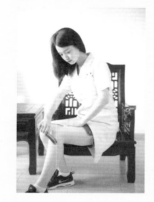

取坐姿，保持平静呼吸，右手持一梳子，使梳子角对准左侧穴位，心中默念"1、2、3、4、5、6、7、8"按揉穴位，重复8次，共64次。对侧也按相同方法操作。

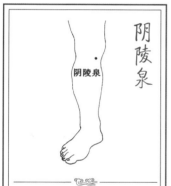

阴陵泉

阴陵泉

在小腿内侧，膝下胫骨内侧髁下方凹陷中。

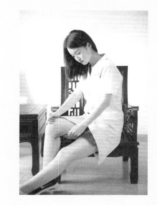

取坐姿，保持平静呼吸，左手持一梳子，使梳子角对准右侧穴位，心中默念"1、2、3、4、5、6、7、8"按压穴位，重复8次，共64次。对侧也按相同方法操作。

第五篇

一梳在手，调理体质好助手

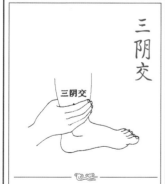

三阴交

三阴交

足内踝尖上3寸，胫骨内侧缘后方。

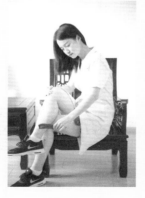

取坐姿，保持平静呼吸，左手持一梳子，使梳子角对准右侧穴位，心中默念"1、2、3、4、5、6、7、8"按压穴位，重复8次，共64次。对侧也按相同方法操作。

饮食起居

避暑湿（热），房间宜干燥通风，多进行户外活动。宜食甘寒、甘平，清热利湿食物。常吃红小豆、绿豆、薏苡仁、芹菜、黄瓜、冬瓜、藕、荠菜、西红柿、草莓、茵陈蒿；可适量吃苦瓜、苦苣、西瓜；少食甜黏油腻，少饮酒，少吃油盐；忌辛温、滋腻，勿过饱；可用石竹、苦丁、莲子心、竹叶、玉米须泡茶饮。

运动及音乐

长期坚持运动，如健身舞、韵律操，骑自行车。可经常听一些悠闲、和缓的音乐。中国古典音乐中的古琴、萧独奏等，颐养心神。多听宫调式乐曲：《春江花月夜》《月儿高》《月光奏鸣曲》《高山流水》《摇篮曲》。

6. 血瘀体质梳子操

梳刮全头法

手持梳子与头皮保持约 90°，用厉梳法，从前额发际正中开始，沿督脉以及两边的膀胱经、胆经走向，逐渐向头顶、枕部直至后发际，顺序梳刮，延展至左右两侧，梳刮到全部头皮。整个共 9 条梳刮路线，每条线梳刮 20 次。

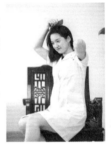

特效穴位及手法

膈俞：用梳齿以"厉梳法"梳刮穴位。

足三里：用梳子角以"按揉法"按揉穴位。。

血海：用梳子角以"点压法"按压穴位。

阳陵泉：用梳子角以"点压法"按压穴位。

太冲：用梳子角以"点压法"按压穴位。

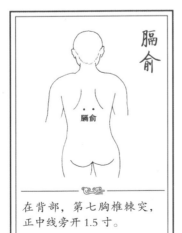

膈俞

在背部，第七胸椎棘突，正中线旁开 1.5 寸。

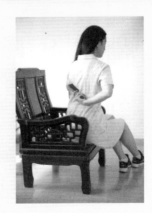

取坐姿，保持平静呼吸，右手持一梳子，使梳齿对准左侧穴位，与皮肤保持 90° 左右，用厉梳法短距离来回往复梳刮 64 次。对侧也按相同方法操作。

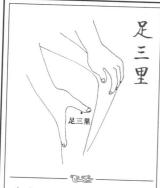

足三里

外膝眼正中直下3寸，胫骨外侧旁开1横指。

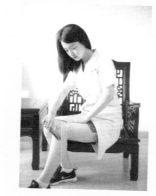

取坐姿，保持平静呼吸，右手持一梳子，使梳子角对准左侧穴位，心中默念"1、2、3、4、5、6、7、8"按揉穴位，重复8次，共64次。对侧也按相同方法操作。

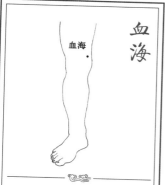

血海

在大腿内侧，髌骨内上缘上2寸。

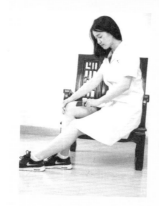

取坐姿，保持平静呼吸，左手持一梳子，使梳子角对准右侧穴位，心中默念"1、2、3、4、5、6、7、8"按压穴位，重复8次，共64次。对侧也按相同方法操作。

第五篇

一梳在手，调理体质好助手

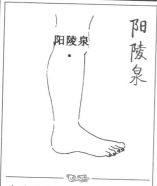

阳陵泉

在膝盖斜下方，小腿外侧之腓骨小头前下方凹陷中。

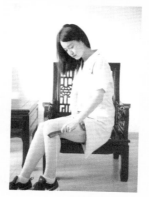

取坐姿，保持平静呼吸，左手持一梳子，使梳子角对准左侧穴位，心中默念"1、2、3、4、5、6、7、8"点压穴位，重复8次，共64次。对侧也按相同方法操作。

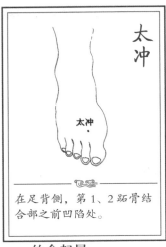

太冲

太冲·

在足背侧，第1、2跖骨结合部之前凹陷处。

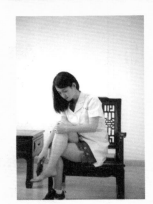

取坐姿，保持平静呼吸，右手持一梳子，使梳子角对准右侧穴位，心中默念"1、2、3、4、5、6、7、8"按压穴位，重复8次，共64次。对侧也按相同方法操作。

饮食起居

居住宜温不宜凉，冬应防寒，多进行户外活动。吃辛温、活血化瘀食物，如山楂、桃仁、油菜、黑大豆、红糖、丝瓜、莲藕、洋葱、蘑菇、香菇、猴头菇、木耳、海带、魔芋、金针菇、菠萝、橘仁、菱角等；少吃蛋黄、蟹子、猪肉、奶酪；适量饮用葡萄酒、黄酒；可用月季花、玫瑰花、玉米须泡茶饮。

运动及音乐

户外运动强度要适中，可进行小负荷、多次数的活动，如舞蹈、步行健身法、太极拳（剑）、五禽戏、导引。选择激昂高亢、令人振奋的音乐，如徵调式乐曲《山居吟》《文王操》《樵歌》《渔歌》《步步高》《狂欢》《解放军进行曲》《卡门序曲》。

7. 气郁体质梳子操

梳刮全头法

手持梳子与头皮保持约90°，用厉梳法，从前额发际正中开始，沿督脉以及两边的膀胱经、胆经走向，逐渐向头顶、枕部直至后发际，顺序梳刮，延展至左右两侧，梳刮到全部头皮。整个共9条梳刮路线，每条线梳刮20次。

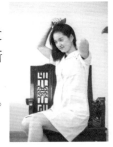

特效穴位及手法

内关：用梳子角以"点压法"按压穴位。

支沟：用梳子角以"点压法"按压穴位。

气海：用梳齿以"平梳法"梳刮穴位。

肝俞：用梳齿以"厉梳法"梳刮穴位。

膻中：用梳齿以"平梳法"梳刮穴位。

太冲：用梳子角以"点压法"按压穴位。

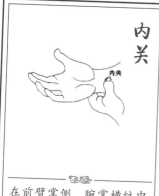

内关

在前臂掌侧，腕掌横纹中点向上2寸，掌长肌腱与桡侧腕屈肌腱之间。

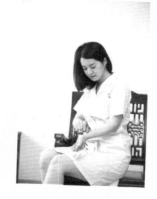

取坐姿，保持平静呼吸，右手持一梳子，使梳子角对准左侧穴位，心中默念"1、2、3、4、5、6、7、8"按压穴位，重复8次，共64次。对侧也按相同方法操作。

支沟

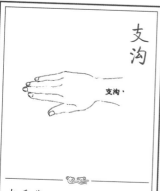

在手背，腕横纹上3寸，尺骨与桡骨之间。

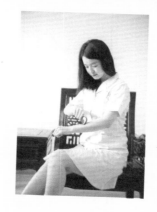

取坐姿，保持平静呼吸，右手持一梳子，使梳子角对准左侧穴位，心中默念"1、2、3、4、5、6、7、8"按压穴位，重复8次，共64次。对侧也按相同方法操作。

气海

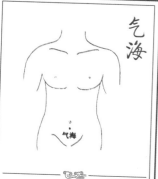

在腹部，身体前正中线，脐下1.5寸。

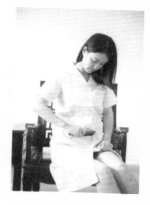

取坐姿，保持平静呼吸，右手持一梳子，使梳齿对准穴位，与皮肤保持90°左右，用平梳法短距离来回往复梳刮64次。

第五篇 一梳在手，调理体质好助手

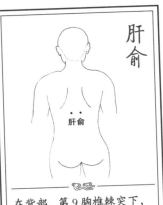

肝俞

在背部，第9胸椎棘突下，旁开1.5寸。

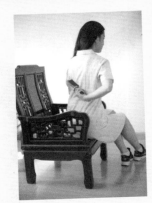

取坐姿，保持平静呼吸，右手持一梳子，使梳齿对准左侧穴位，与皮肤保持90°左右，用厉梳法短距离来回往复梳刮64次。对侧也按相同方法操作。

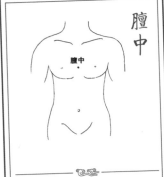

膻中

在前正中线上，两乳头连线的中点。

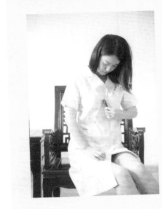

取坐姿，保持平静呼吸，右手持一梳子，使梳齿对准穴位，与皮肤保持90°左右，用平梳法短距离来回往复梳刮64次。

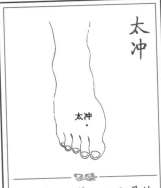

太冲

在足背侧，第1、2跖骨结合部之前凹陷处。

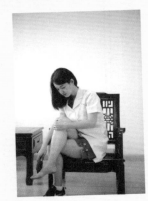

取坐姿，保持平静呼吸，右手持一梳子，使梳子角对准右侧穴位，心中默念"1、2、3、4、5、6、7、8"按压穴位，重复8次，共64次。对侧也按相同方法操作。

饮食起居

环境宜宽敞明亮、装饰宜明快亮丽；多进行户外活动；衣着宜宽松、舒展、放松。吃辛温、疏肝理气的食物，如茴香、佛手、萝卜、橙子、柑子、刀豆、金橘等；少吃酸菜、乌梅、石榴、青梅、杨梅、酸枣、李子、柠檬等；宜饮花茶。

运动及音乐

宜动不宜静，动则养神，可进行跑步、球类、登山、太极拳（剑）、五禽戏、游泳、广场舞等户外运动。多听轻快、明朗、激越的音乐，如徵调式乐曲《山居吟》《文王操》《樵歌》《渔歌》《步步高》《狂欢》《解放军进行曲》《卡门序曲》；角调式乐曲《列子御风》《庄周梦蝶》《春之声圆舞曲》《蓝色多瑙河》《江南丝竹乐》《春风得意》。

8. 特禀体质梳子操

梳刮全头法

手持梳子与头皮保持约90°，用厉梳法，从前额发际正中开始，沿督脉以及两边的膀胱经、胆经走向，逐渐向头顶、枕部直至后发际，顺序梳刮，延展至左右两侧，梳刮到全部头皮。整个共9条梳刮路线，每条线梳刮20次。

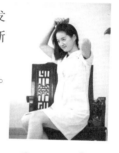

特效穴位及手法

合谷：用梳子角以"点压法"按压穴位。

曲池：用梳子角以"点压法"按压穴位。

大椎：用梳齿以"厉梳法"梳刮穴位。

三阴交：用梳子角以"点压法"按压穴位。

足三里：用梳子角以"按揉法"按揉穴位。

太冲：用梳子角以"点压法"按压穴位。

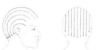

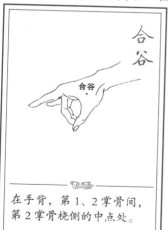

合谷

在手背，第1、2掌骨间，第2掌骨桡侧的中点处。

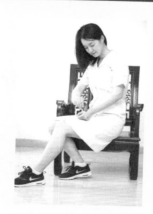

取坐姿，保持平静呼吸，右手持一梳子，使梳子角对准左侧穴位，心中默念"1、2、3、4、5、6、7、8"按压穴位，重复8次，共64次。对侧也按相同方法操作。

中国梳子养生操

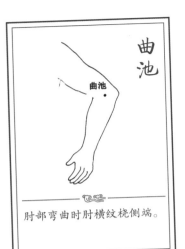

曲池

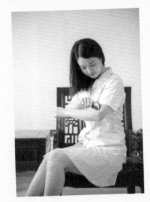

取坐姿，保持平静呼吸，右手持一梳子，使梳子角对准左侧穴位，心中默念"1、2、3、4、5、6、7、8"按压穴位，重复8次，共64次。对侧也按相同方法操作。

肘部弯曲时肘横纹桡侧端。

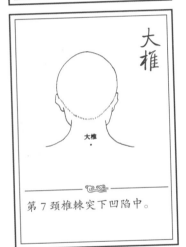

大椎

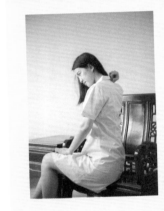

取坐姿，保持平静呼吸，右手持一梳子，与头皮约保持90°，用厉梳法短距离来回往复梳刮64次。

第7颈椎棘突下凹陷中。

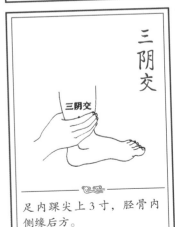

三阴交

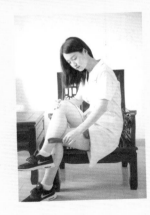

取坐姿，保持平静呼吸，左手持一梳子，使梳子角对准右侧穴位，心中默念"1、2、3、4、5、6、7、8"按压穴位，重复8次，共64次。对侧也按相同方法操作。

足内踝尖上3寸，胫骨内侧缘后方。

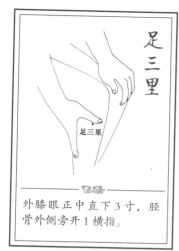

足三里

外膝眼正中直下3寸，胫骨外侧旁开1横指。

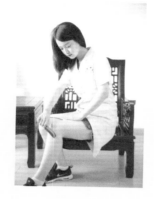

取坐姿，保持平静呼吸，右手持一梳子，使梳子角对准左侧穴位，心中默念"1、2、3、4、5、6、7、8"按揉穴位，重复8次，共64次。对侧也按相同方法操作。

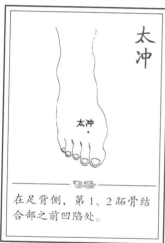

太冲

在足背侧，第1、2跖骨结合部之前凹陷处。

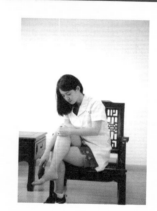

取坐姿，保持平静呼吸，右手持一梳子，使梳子角对准右侧穴位，心中默念"1、2、3、4、5、6、7、8"按压穴位，重复8次，共64次。对侧也按相同方法操作。

第五篇

一梳在手，调理体质好助手

饮食起居

过敏季节少进行户外活动，尽量避免接触冷空气及明确知道的过敏物质；居室常通风，保持空气清新；随季节变化增减衣被。饮食宜清淡，益气固表之品，常吃糙米、蔬菜、蜂蜜、香菇、灰树花、茶树菇、姬松茸等；少食荞麦、蚕豆、白扁豆、牛肉、鹅肉、鲤鱼、虾、蟹、茄子等腥膻发物及含致敏物质的食物；忌烟酒，忌过敏原食物，忌辣椒、浓茶、咖啡等辛辣之品。

运动及音乐

坚持运动以增强体质，可选择慢跑、瑜伽、散步、太极拳（剑）、八段锦等。根据个人喜好选择音乐，各种风格的可以交替欣赏。

9. 平和体质梳子操

特效穴位及手法

关元：用梳齿以"平梳法"梳刮穴位。

气海：用梳齿以"平梳法"梳刮穴位。

足三里：用梳子角以"按揉法"按揉穴位。

涌泉：用梳子角以"点压法"按压穴位。

三阴交：用梳子角以"点压法"按压穴位。

饮食起居

起居顺应四时阴阳，劳逸结合、生活规律。食物多样化，饮食有节、膳食平衡、四时调补、气味调和，不可偏寒偏热。

运动及音乐

适度运动即可。如散步、八段锦、健身舞、太极拳（剑）、五禽戏等柔缓运动。根据个人喜好选择音乐。

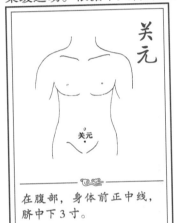

关元

在腹部，身体前正中线，脐中下3寸。

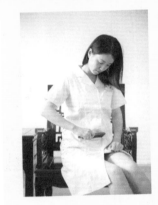

取坐姿，保持平静呼吸，右手持一梳子，使梳齿对准穴位，与皮肤约保持90°左右，用平梳法短距离来回往复梳刮64次。

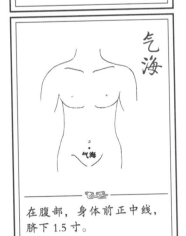

气海

在腹部，身体前正中线，脐下1.5寸。

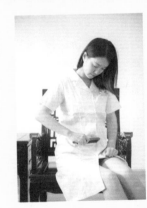

取坐姿，保持平静呼吸，右手持一梳子，使梳齿对准穴位，与皮肤保持90°左右，用平梳法短距离来回往复梳刮64次。

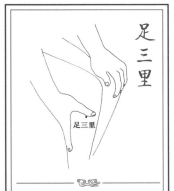

足三里

外膝眼正中直下3寸，胫骨外侧旁开1横指。

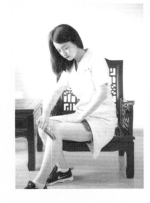

取坐姿，保持平静呼吸，右手持一梳子，使梳子角对准左侧穴位，心中默念"1、2、3、4、5、6、7、8"按揉穴位，重复8次，共64次。对侧也按相同方法操作。

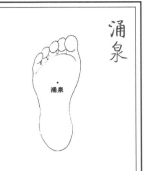

涌泉

在足底部，蜷足时足前部凹陷处，约足底第2、3跖趾缝纹头端与足跟连线的前1/3与后2/3交点上。

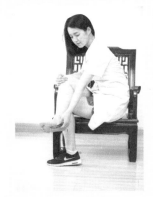

取坐姿，保持平静呼吸，左手持一梳子，使梳子角对准右侧穴位，心中默念"1、2、3、4、5、6、7、8"按压穴位，重复8次，共64次。对侧也按相同方法操作。

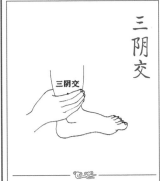

三阴交

足内踝尖上3寸，胫骨内侧缘后方。

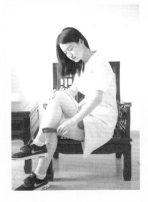

取坐姿，保持平静呼吸，左手持一梳子，使梳子角对准右侧穴位，心中默念"1、2、3、4、5、6、7、8"按压穴位，重复8次，共64次。对侧也按相同方法操作。

第五篇 一梳在手，调理体质好助手

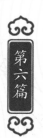

第六篇

一梳在手
这些症状全梳走

1. 防治失眠梳子操

失眠又称"不寐"，以经常不易入睡、睡后多梦或者睡后易醒为主要特征。中医学认为，不论什么原因导致的失眠，多和心、脾、肝、肾功能失调有关。用梳子经常梳刮、按摩穴位，适时、恰当调整心、肾等各系统间的关系，使它们恢复到协调状态，帮助提高睡眠质量。

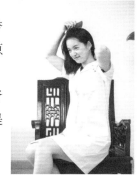

梳刮全头法

手持梳子与头皮保持约90°，用厉梳法，从前额发际正中开始，沿督脉以及两边的膀胱经、胆经走向，逐渐向头顶、枕部直至后发际，顺序梳刮，延展至左右两侧，梳刮到全部头皮。整个共9条梳刮路线，每条线梳刮20次。

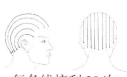

特效穴位及手法

印堂：用梳子角以"点压法"按压穴位。

安眠：用梳齿以"厉梳法"梳刮穴位。

神门：用梳子角以"点压法"按压穴位。

内关：用梳子角以"点压法"按压穴位。

三阴交：用梳子角以"点压法"按压穴位。

涌泉：用梳子角以"点压法"按压穴位。

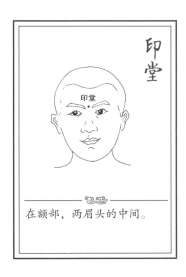

印堂

印堂

在额部，两眉头的中间。

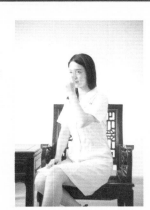

取坐姿，保持平静呼吸，左手持一梳子，使梳子角对准穴位，心中默念"1、2、3、4、5、6、7、8"按压穴位，重复8次，共64次。

中国梳子
养生操

安眠

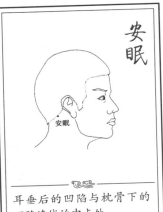

耳垂后的凹陷与枕骨下的凹陷连线的中点处。

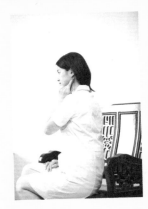

取坐姿，保持平静呼吸，左手持一梳子，与头皮约保持90°，用厉梳法短距离来回往复梳刮64次。对侧也按相同方法操作。

神门

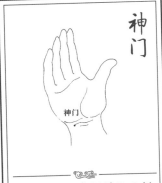

在腕部，腕掌侧横纹尺侧端，尺侧腕屈肌腱的桡侧凹陷处。

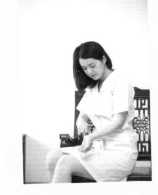

取坐姿，保持平静呼吸，右手持一梳子，使梳子角对准左侧穴位，心中默念"1、2、3、4、5、6、7、8"按压穴位，重复8次，共64次。对侧也按相同方法操作。

内关

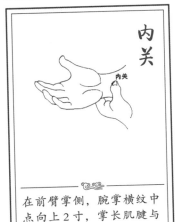

在前臂掌侧，腕掌横纹中点向上2寸，掌长肌腱与桡侧腕屈肌腱之间。

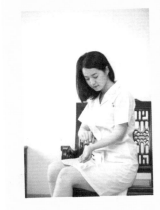

取坐姿，保持平静呼吸，右手持一梳子，使梳子角对准左侧穴位，心中默念"1、2、3、4、5、6、7、8"按压穴位，重复8次，共64次。对侧也按相同方法操作。

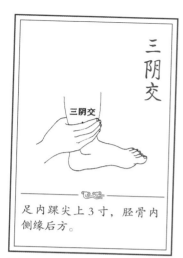

三阴交

三阴交

足内踝尖上3寸，胫骨内侧缘后方。

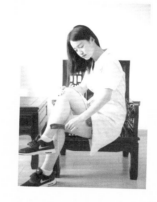

取坐姿，保持平静呼吸，左手持一梳子，使梳子角对准右侧穴位，心中默念"1、2、3、4、5、6、7、8"按压穴位，重复8次，共64次。对侧也按相同方法操作。

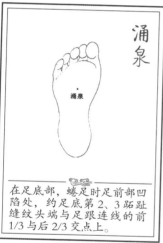

涌泉

涌泉

在足底部，蜷足时足前部凹陷处，约足底第2、3趾缝纹头端与足跟连线的前1/3与后2/3交点上。

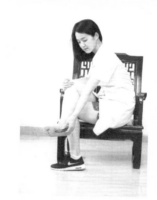

取坐姿，保持平静呼吸，左手持一梳子，使梳子角对准右侧穴位，心中默念"1、2、3、4、5、6、7、8"按压穴位，重复8次，共64次。对侧也按相同方法操作。

2. 缓解偏头痛梳子操

偏头痛是由于神经、血管性功能失调所引起，以一侧头部疼痛反复发作为特点，常伴有恶心、呕吐，对光及声音过敏等特点。以年轻的成年女性居多，中医学认为多因肝经风火所致，经常使用梳子梳刮、按摩特定穴位可缓解症状。

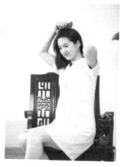

梳刮全头法

手持梳子与头皮保持约90°，用厉梳法，从前额发际正中开始，沿督脉以及两边的膀胱经、胆经走向，逐渐向头顶、枕部直至后发际，顺序梳刮，延展至左右

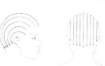

两侧，梳刮到全部头皮。整个共 9 条梳刮路线，每条线梳刮 20 次。

特效穴位及手法

率谷： 用梳齿以"厉梳法"梳刮穴位。

风池： 用梳齿以"厉梳法"梳刮穴位。

外关： 用梳子角以"点压法"按压穴位。

足临泣： 用梳子角以"点压法"按压穴位。

太冲： 用梳子角以"点压法"按压穴位。

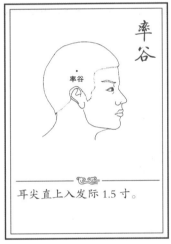

率谷

耳尖直上入发际 1.5 寸。

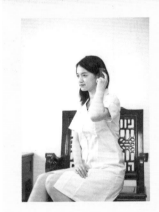

取坐姿，保持平静呼吸，左手持一梳子，使梳齿对准左侧穴位，与头皮约保持 90°，用厉梳法短距离来回往复梳刮 64 次。对侧也按相同方法操作。

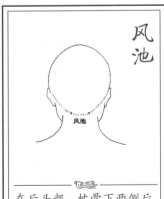

风池

在后头部，枕骨下两侧后发际处，斜方肌上端与胸锁乳突肌之间的凹陷处。

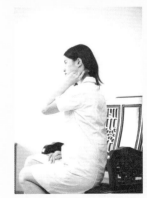

取坐姿，保持平静呼吸，左手持一梳子，与头皮约保持 90°，用厉梳法短距离来回往复梳刮 64 次。对侧也按相同方法操作。

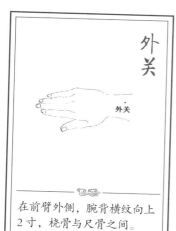

外关

外关

在前臂外侧，腕背横纹向上2寸，桡骨与尺骨之间。

取坐姿，保持平静呼吸，右手持一梳子，使梳子角对准左侧穴位，心中默念"1、2、3、4、5、6、7、8"按压穴位，重复8次，共64次。对侧也按相同方法操作。

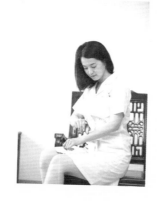

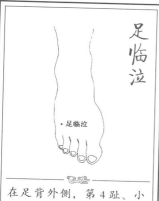

足临泣

足临泣

在足背外侧，第4趾、小趾跖骨夹缝中。

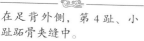

取坐姿，保持平静呼吸，右手持一梳子，使梳子角对准右侧穴位，心中默念"1、2、3、4、5、6、7、8"按压穴位，重复8次，共64次。对侧也按相同方法操作。

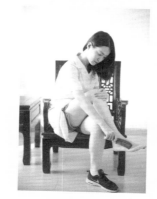

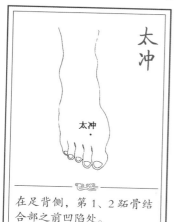

太冲

太冲

在足背侧，第1、2跖骨结合部之前凹陷处。

取坐姿，保持平静呼吸，右手持一梳子，使梳子角对准右侧穴位，心中默念"1、2、3、4、5、6、7、8"按压穴位，重复8次，共64次。对侧也按相同方法操作。

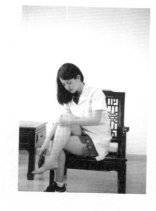

第六篇

一梳在手，这些症状全梳走

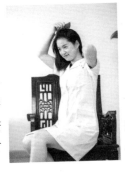

3. 改善神经衰弱梳子操

神经衰弱是一种常见的神经症，多见于从事脑力劳动的中、青年人，精神因素是造成神经衰弱的主因，是大脑皮层兴奋和抑制功能平衡失调所致。遇劳累及劳神后症状加重。日常生活中应善于自我调节，培养自己豁达开朗的性格。此外，坚持使用梳子梳刮、按摩一些特效穴位，有镇静安神、舒筋活血的作用，可以在一定程度上缓解神经衰弱的症状。

梳刮全头法

手持梳子与头皮保持约 90°，用厉梳法，从前额发际正中开始，沿督脉以及两边的膀胱经、胆经走向，逐渐向头顶、枕部直至后发际，顺序梳刮，延展至左右两侧，梳刮到全部头皮。整个共 9 条梳刮路线，每条线梳刮 20 次。

特效穴位及手法

百会：用梳齿以"厉梳法"梳刮穴位。

神门：用梳子角以"点压法"按压穴位。

尺泽：用梳子角以"点压法"按压穴位。

足三里：用梳子角以"按揉法"按揉穴位。

三阴交：用梳子角以"点压法"按压穴位。

涌泉：用梳子角以"点压法"按压穴位。

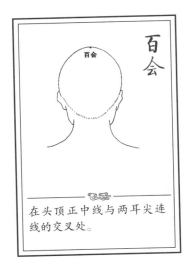

百会

在头顶正中线与两耳尖连线的交叉处。

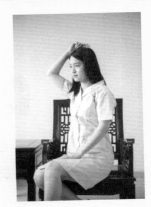

取坐姿，保持平静呼吸，右手持一梳子，与头皮约保持 90°，用厉梳法短距离来回往复梳刮 64 次。

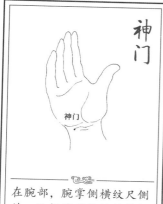

神门

神门

在腕部，腕掌侧横纹尺侧端，尺侧腕屈肌腱的桡侧凹陷处。

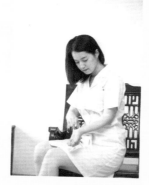

取坐姿，保持平静呼吸，右手持一梳子，使梳子角对准左侧穴位，心中默念"1、2、3、4、5、6、7、8"按压穴位，重复8次，共64次。对侧也按相同方法操作。

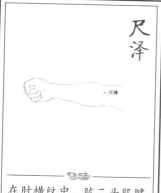

尺泽

尺泽

在肘横纹中，肱二头肌腱桡侧凹陷处，微屈肘取穴。

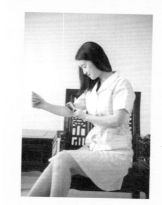

取坐姿，保持平静呼吸，左手持一梳子，使梳子角对准右侧穴位，心中默念"1、2、3、4、5、6、7、8"按压穴位，重复8次，共64次。对侧也按相同方法操作。

一梳在手，这些症状全梳走

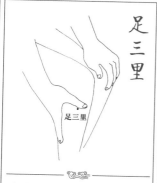

足三里

足三里

外膝眼正中直下3寸，胫骨外侧旁开1横指。

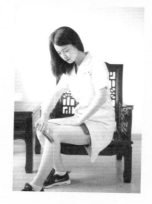

取坐姿，保持平静呼吸，右手持一梳子，使梳子角对准左侧穴位，心中默念"1、2、3、4、5、6、7、8"按揉穴位，重复8次，共64次。对侧也按相同方法操作。

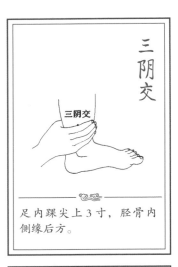

三阴交

足内踝尖上 3 寸，胫骨内侧缘后方。

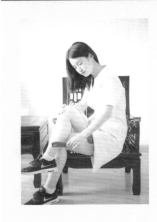

取坐姿，保持平静呼吸，左手持一梳子，使梳子角对准右侧穴位，心中默念"1、2、3、4、5、6、7、8"按压穴位，重复8次，共64次。对侧也按相同方法操作。

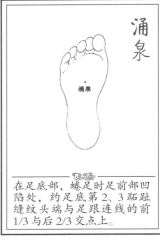

涌泉

在足底部，蜷足时足前部凹陷处，约足底第2、3趾缝纹头端与足跟连线的前1/3与后2/3交点上。

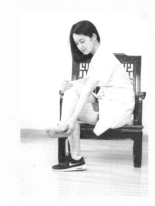

取坐姿，保持平静呼吸，左手持一梳子，使梳子角对准右侧穴位，心中默念"1、2、3、4、5、6、7、8"按压穴位，重复8次，共64次。对侧也按相同方法操作。

4. 预防健忘梳子操

健忘症一般表现为记忆力差、遇事易忘，多发于中老年人群。持续的压力和紧张、过度吸烟、饮酒、缺乏维生素等会使脑细胞产生疲劳，使健忘症恶化。中医学认为健忘症跟心、脾、肾三脏密切相关，平时经常用梳子梳刮、按摩一些特效穴位，可有效缓解健忘症。

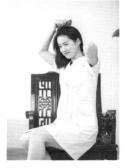

梳刮全头法

手持梳子与头皮保持约90°，用厉梳法，从前额发际正中开始，沿督脉以及两边的膀胱经、胆经走向，逐渐向头顶、枕部直至后发际，顺序梳刮，延展至左右两侧，梳刮到全部头皮。整个共9条梳刮路线，每条线梳刮20次。

特效穴位及手法

内关：用梳子角以"点压法"按压穴位。

神门：用梳子角以"点压法"按压穴位。

肾俞：用梳齿以"厉梳法"梳刮穴位。

志室：用梳齿以"厉梳法"梳刮穴位。

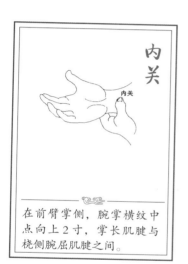

内关

在前臂掌侧，腕掌横纹中点向上2寸，掌长肌腱与桡侧腕屈肌腱之间。

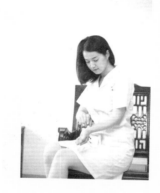

取坐姿，保持平静呼吸，右手持一梳子，使梳子角对准左侧穴位，心中默念"1、2、3、4、5、6、7、8"按压穴位，重复8次，共64次。对侧也按相同方法操作。

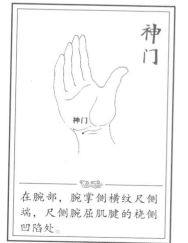

神门

在腕部，腕掌侧横纹尺侧端，尺侧腕屈肌腱的桡侧凹陷处。

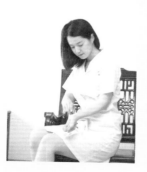

取坐姿，保持平静呼吸，右手持一梳子，使梳子角对准左侧穴位，心中默念"1、2、3、4、5、6、7、8"按压穴位，重复8次，共64次。对侧也按相同方法操作。

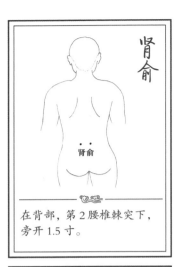

肾俞

在背部，第2腰椎棘突下，旁开1.5寸。

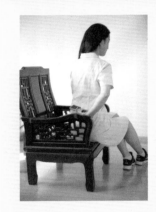

取坐姿，保持平静呼吸，右手持一梳子，使梳齿对准左侧穴位，与皮肤保持90°左右，用厉梳法短距离来回往复梳刮64次。对侧也按相同方法操作。

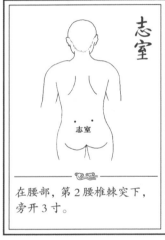

志室

在腰部，第2腰椎棘突下，旁开3寸。

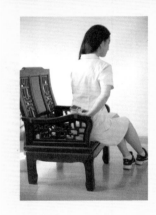

取坐姿，保持平静呼吸，右手持一梳子，使梳齿对准右侧穴位，与皮肤保持90°左右，用厉梳法短距离来回往复梳刮64次。对侧也按相同方法操作。

5. 改善盗汗、多汗梳子操

盗汗是指入睡后汗出异常，醒后汗出即止的现象，多汗是指局部或全身皮肤出汗量异常增多的现象。中医学认为多汗和盗汗都是由于人体阴阳调节失衡、脏腑功能失调所致。平时经常用梳子梳刮、按摩一些特效穴位，可调理气血、增强体质，缓解盗汗、多汗症状。

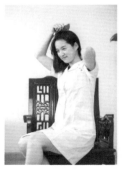

梳刮全头法

手持梳子与头皮保持约90°，用厉梳法，从前额发际正中开始，沿督脉以及两边的膀胱经、胆经走向，逐渐向头顶、枕部直至后发际，顺序梳刮，延展至左右两侧，梳刮到全部头皮。整个共 9 条梳刮路线，每条线梳刮 20 次。

特效穴位及手法

大椎：用梳齿以"厉梳法"梳刮穴位。

膻中：用梳齿以"平梳法"梳刮穴位。

脾俞：用梳齿以"厉梳法"梳刮穴位。

肾俞：用梳齿以"厉梳法"梳刮穴位。

足三里：用梳子角以"按揉法"按揉穴位。

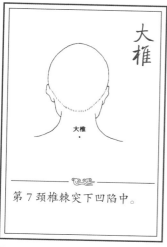

第 7 颈椎棘突下凹陷中。

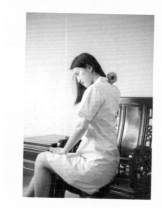

取坐姿，保持平静呼吸，右手持一梳子，与头皮约保持 90°，用厉梳法短距离来回往复梳刮 64 次。

一梳在手，这些症状全梳走

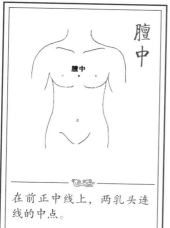

在前正中线上，两乳头连线的中点。

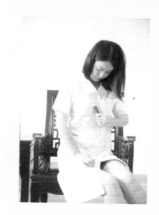

取坐姿，保持平静呼吸，右手持一梳子，使梳齿对准穴位，与皮肤保持 90° 左右，用平梳法短距离来回往复梳刮 64 次。

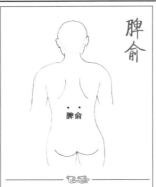

脾俞

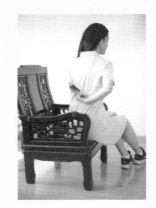

取坐姿，保持平静呼吸，右手持一梳子，使梳齿对准左侧穴位，与皮肤保持90°。左右，用厉梳法短距离来回往复梳刮64次。对侧也按相同方法操作。

在背部，第11胸椎棘突下，旁开1.5寸。

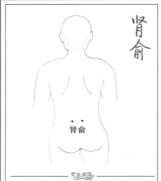

肾俞

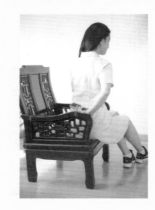

取坐姿，保持平静呼吸，右手持一梳子，使梳齿对准左侧穴位，与皮肤保持90°。左右，用厉梳法短距离来回往复梳刮64次。对侧也按相同方法操作。

在背部，第2腰椎棘突下，旁开1.5寸。

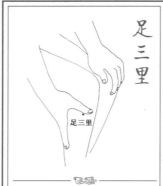

足三里

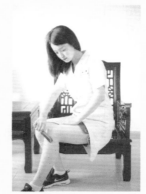

取坐姿，保持平静呼吸，右手持一梳子，使梳子角对准左侧穴位，心中默念"1、2、3、4、5、6、7、8"按揉穴位，重复8次，共64次。对侧也按相同方法操作。

外膝眼正中直下3寸，胫骨外侧旁开1横指。

6. 改善食欲不振梳子操

健康规律的饮食习惯是身体功能正常和健康运转的重要保证。食欲不振，常常由于气候的变化、过度的体力和脑力劳动、精神情绪疲劳等原因所致。通过梳子梳刮、按摩一些特定穴位可有效调理脾胃功能，促进消化、增强食欲。

特效穴位及手法

中脘： 用梳齿以"平梳法"梳刮穴位。

大包： 用梳子角以"点压法"按压穴位。

脾俞： 用梳齿以"厉梳法"梳刮穴位。

胃俞： 用梳齿以"厉梳法"梳刮穴位。

足三里： 用梳子角以"按揉法"按揉穴位。

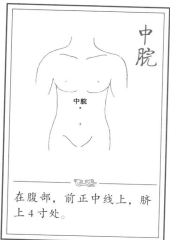

中脘

在腹部，前正中线上，脐上4寸处。

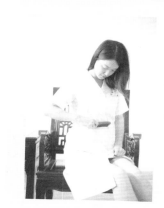

取坐姿，保持平静呼吸，右手持一梳子，使梳齿对准穴位，与皮肤保持90°左右，用平梳法短距离来回往复梳刮64次。

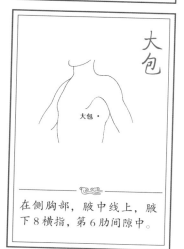

大包

在侧胸部，腋中线上，腋下8横指，第6肋间隙中。

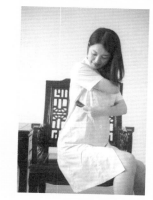

取坐姿，保持平静呼吸，左手持一梳子，使梳子角对准右侧穴位，心中默念"1、2、3、4、5、6、7、8"按压穴位，重复8次，共64次。对侧也按相同方法操作。

中国梳子养生操

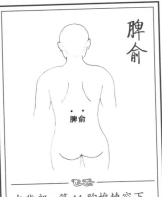

脾俞

在背部，第 11 胸椎棘突下，旁开 1.5 寸。

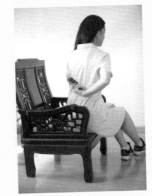

取坐姿，保持平静呼吸，右手持一梳子，使梳齿对准左侧穴位，与皮肤保持 90°。左右，用厉梳法短距离来回往复梳刮 64 次。对侧也按相同方法操作。

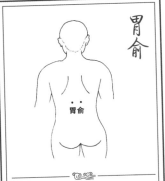

胃俞

在背部，第 12 胸椎棘突下，旁开 1.5 寸。

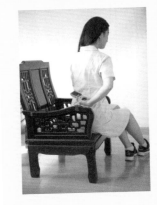

取坐姿，保持平静呼吸，右手持一梳子，使梳齿对准左侧穴位，与皮肤保持 90°。左右，用厉梳法短距离来回往复梳刮 64 次。对侧也按相同方法操作。

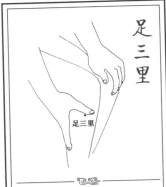

足三里

外膝眼正中直下 3 寸，胫骨外侧旁开 1 横指。

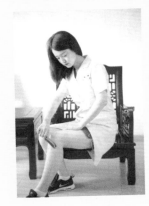

取坐姿，保持平静呼吸，右手持一梳子，使梳子角对准左侧穴位，心中默念"1、2、3、4、5、6、7、8"按揉穴位，重复 8 次，共 64 次。对侧也按相同方法操作。

7. 改善手足不温梳子操

手足不温是很多年轻女性冬天常见的症状，大多与体内阳气或气血运行不畅有关。除了适当加强运动、增强体质外，还可以经常使用梳子梳刮、按摩一些特定穴位，有助于调动机体的阳气生发、促进气血运行，可有效缓解手足不温。

梳刮全头法

手持梳子与头皮保持约90°，用厉梳法，从前额发际正中开始，沿督脉以及两边的膀胱经、胆经走向，逐渐向头顶、枕部直至后发际，顺序梳刮，延展至左右两侧，梳刮到全部头皮。整个共9条梳刮路线，每条线梳刮20次。

特效穴位及手法

阳池：用梳子角以"点压法"按压穴位。

劳宫：用梳子角以"点压法"按压穴位。

大椎：用梳齿以"厉梳法"梳刮穴位。

肩井：用梳齿以"厉梳法"梳刮穴位。

涌泉：用梳子角以"点压法"按压穴位。

第六篇　一梳在手，这些症状全梳走

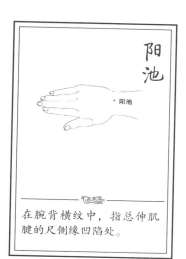

在腕背横纹中，指总伸肌腱的尺侧缘凹陷处。

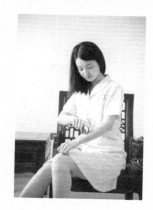

取坐姿，保持平静呼吸，右手持一梳子，使梳子角对准左侧穴位，心中默念"1、2、3、4、5、6、7、8"按压穴位，重复8次，共64次。对侧也按相同方法操作。

中国梳子养生操

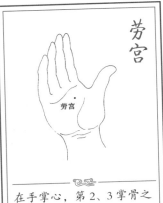

劳宫

在手掌心，第2、3掌骨之间偏于第3掌骨，握拳屈指时中指尖处。

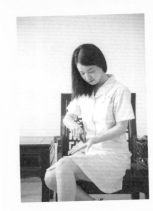

取坐姿，保持平静呼吸，右手持一梳子，使梳子角对准左侧穴位，心中默念"1、2、3、4、5、6、7、8"按压穴位，重复8次，共64次。对侧也按相同方法操作。

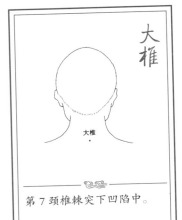

大椎

第7颈椎棘突下凹陷中。

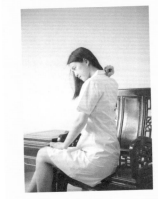

取坐姿，保持平静呼吸，右手持一梳子，与头皮约保持90°，用厉梳法短距离来回往复梳刮64次。

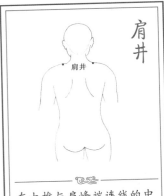

肩井

在大椎与肩峰端连线的中点上，前直对乳中。

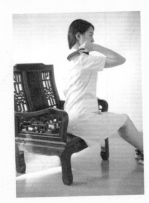

取坐姿，保持平静呼吸，右手持一梳子，使梳齿对准右侧穴位，与皮肤保持90°。左右，用厉梳法短距离来回往复梳刮64次。对侧也按相同方法操作。

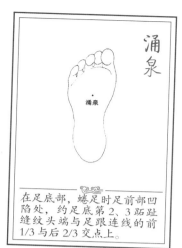

涌泉

在足底部，蜷足时足前部凹陷处，约足底第 2、3 跖趾缝纹头端与足跟连线的前 1/3 与后 2/3 交点上。

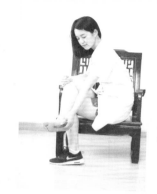

取坐姿，保持平静呼吸，左手持一梳子，使梳子角对准右侧穴位，心中默念"1、2、3、4、5、6、7、8"按压穴位，重复 8 次，共 64 次。对侧也按相同方法操作。

8. 缓解眼睛疲劳梳子操

现代人每天长时间接触电脑、手机等，非常容易出现眼睛疲劳。通过梳子梳刮、按摩一些特定穴位可快速让眼睛变得"精神饱满"起来，是一种能很好缓解眼睛疲劳的方法。

梳刮全头法

手持梳子与头皮保持约 90°，用厉梳法，从前额发际正中开始，沿督脉以及两边的膀胱经、胆经走向，逐渐向头顶、枕部直至后发际，顺序梳刮，延展至左右两侧，梳刮到全部头皮。整个共 9 条梳刮路线，每条线梳刮 20 次。

特效穴位及手法

睛明：用梳子角以"点压法"按压穴位。

攒竹：用梳子角以"点压法"按压穴位。

太阳：用梳子角以"点压法"按压穴位。

外关：用梳子角以"点压法"按压穴位。

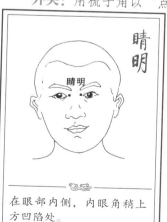

睛明

在眼部内侧，内眼角稍上方凹陷处。

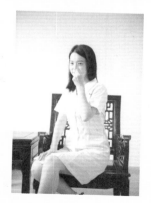

取坐姿，保持平静呼吸，左手持一梳子，使梳子角对准左侧穴位，心中默念"1、2、3、4、5、6、7、8"按压穴位，重复 8 次，共 64 次。对侧也按相同方法操作。

中国梳子养生操

攒竹

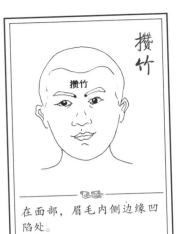

在面部，眉毛内侧边缘凹陷处。

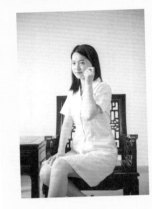

取坐姿，保持平静呼吸，左手持一梳子，使梳子角对准左侧穴位，心中默念"1、2、3、4、5、6、7、8"按压穴位，重复8次，共64次。对侧也按相同方法操作。

太阳

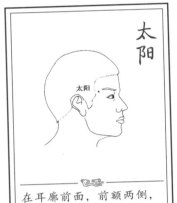

在耳廓前面，前额两侧，外眼角延长线的上方。

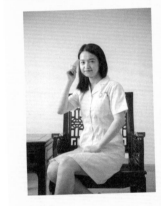

取坐姿，保持平静呼吸，右手持一梳子，使梳子角对准右侧穴位，心中默念"1、2、3、4、5、6、7、8"按压穴位，重复8次，共64次。对侧也按相同方法操作。

外关

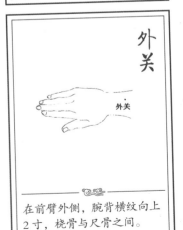

在前臂外侧，腕背横纹向上2寸，桡骨与尺骨之间。

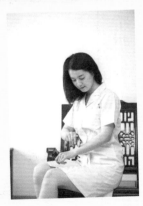

取坐姿，保持平静呼吸，右手持一梳子，使梳子角对准左侧穴位，心中默念"1、2、3、4、5、6、7、8"按压穴位，重复8次，共64次。对侧也按相同方法操作。

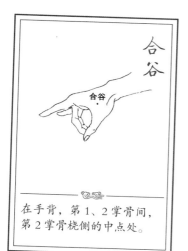

合谷

在手背，第1、2掌骨间，第2掌骨桡侧的中点处。

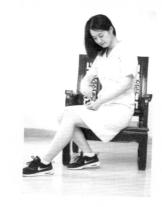

取坐姿，保持平静呼吸，右手持一梳子，使梳子角对准左侧穴位，心中默念"1、2、3、4、5、6、7、8"按压穴位，重复8次，共64次。对侧也按相同方法操作。

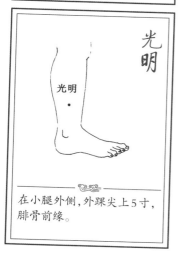

光明

在小腿外侧，外踝尖上5寸，腓骨前缘。

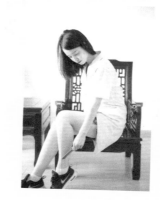

第六篇

一梳在手，这些症状全梳走

取坐姿，保持平静呼吸，左手持一梳子，使梳子角对准左侧穴位，心中默念"1、2、3、4、5、6、7、8"按压穴位，重复8次，共64次。对侧也按相同方法操作。

合谷：用梳子角以"点压法"按压穴位。

光明：用梳子角以"点压法"按压穴位。

9. 防治腰痛梳子操

现代白领们每天长时间地坐在电脑前工作，缺乏运动，很多人出现了腰部酸痛、不能久站或久坐的情况，一旦出现这种情况，那么你就要提防腰肌劳损了。经常用梳子对特定穴位进行梳刮、按摩，有舒筋通络、促进腰部气血循环、消除腰肌疲劳的作用，可以有效改善腰肌劳损的症状。

特效穴位及手法

腰眼：用梳齿以"厉梳法"梳刮穴位。

委中：用梳子角以"点压法"按压穴位。

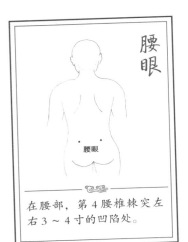

腰眼

在腰部，第4腰椎棘突左右3～4寸的凹陷处。

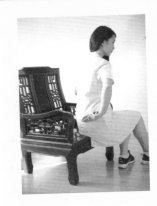

取坐姿，保持平静呼吸，右手持一梳子，使梳齿对准右侧穴位，与皮肤保持90°左右，用厉梳法短距离来回往复梳刮64次。对侧也按相同方法操作。

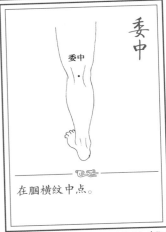

委中

在腘横纹中点。

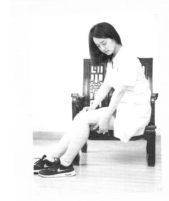

取坐姿，保持平静呼吸，左手持一梳子，使梳子角对准左侧穴位，心中默念"1、2、3、4、5、6、7、8"按压穴位，重复8次，共64次。对侧也按相同方法操作。

10. 改善心情抑郁梳子操

高速运转的社会环境，使得很多现代人长期处于"压力山大"的状态，压力大常常会导致脾气变差，或是心情变得抑郁。有些人尤其是女性朋友还会出现胸胁隐痛、胸闷压抑等症状。生活中经常用梳子梳刮、按摩一些特效穴位，有调理气血、舒缓情志的作用，可以轻松赶走坏情绪。

梳刮全头法

手持梳子与头皮保持约90°，用厉梳法，从前额发际正中开始，沿督脉以及两边的膀胱经、胆经走向，逐渐向头顶、枕部直至后发际，顺序梳刮，延展至左右两侧，梳刮到全部头皮。整个共9条梳刮路线，每条线梳刮20次。

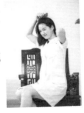

特效穴位及手法

百会：用梳齿以"厉梳法"梳刮穴位。

肝俞：用梳齿以"厉梳法"梳刮穴位。

三阴交：用梳子角以"点压法"按压穴位。

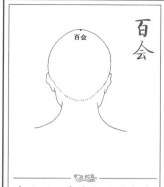

百会

在头顶正中线与两耳尖连线的交叉处。

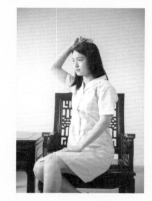

取坐姿，保持平静呼吸，右手持一梳子，与头皮约保持90°，用厉梳法短距离来回往复梳刮64次。

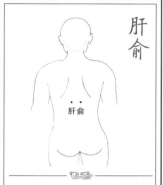

肝俞

在背部，第9胸椎棘突下，旁开1.5寸。

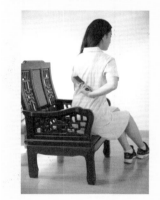

取坐姿，保持平静呼吸，右手持一梳子，使梳齿对准左侧穴位，与皮肤保持90°左右，用厉梳法短距离来回往复梳刮64次。对侧也按相同方法操作。

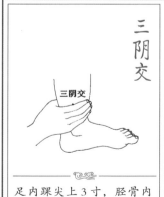

三阴交

足内踝尖上3寸，胫骨内侧缘后方。

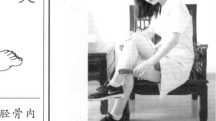

取坐姿，保持平静呼吸，左手持一梳子，使梳子角对准右侧穴位，心中默念"1、2、3、4、5、6、7、8"按压穴位，重复8次，共64次。对侧也按相同方法操作。

11. 防治便秘梳子操

便秘是指大便次数减少和（或）粪便干燥难解。除养成定时排便的习惯、调整饮食习惯（多吃含纤维素多的食物）、多饮水、适当运动、保持良好的情绪等，使用梳子梳刮、按摩一些特定穴位，可也起到预防便秘的作用。

特效穴位及手法

曲池： 用梳子角以"点压法"按压穴位。

大横： 用梳齿以"平梳法"梳刮穴位。

上巨虚： 用梳子角以"点压法"按压穴位。

承山： 用梳子角以"点压法"按压穴位。

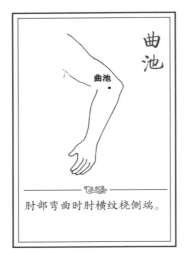

曲池

肘部弯曲时肘横纹桡侧端。

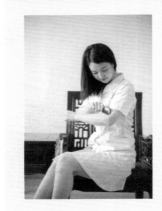

取坐姿，保持平静呼吸，右手持一梳子，使梳子角对准左侧穴位，心中默念"1、2、3、4、5、6、7、8"按压穴位，重复8次，共64次。对侧也按相同方法操作。

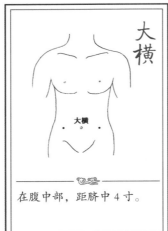

大横

在腹中部，距脐中 4 寸。

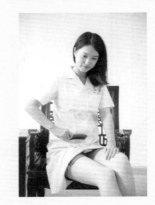

取坐姿，保持平静呼吸，右手持一梳子，使梳齿对准右侧穴位，与皮肤约保持 90°。用平梳法短距离来回往复梳刮 64 次。对侧也按相同方法操作。

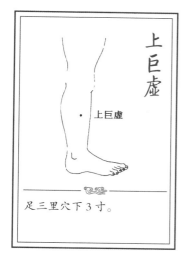

上巨虚

上巨虚

足三里穴下3寸。

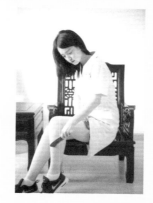

取坐姿，保持平静呼吸，左手持一梳子，使梳子角对准左侧穴位，心中默念"1、2、3、4、5、6、7、8"按压穴位，重复8次，共64次。对侧也按相同方法操作。

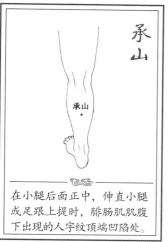

承山

承山

在小腿后面正中，伸直小腿或足跟上提时，腓肠肌肌腹下出现的人字纹顶端凹陷处。

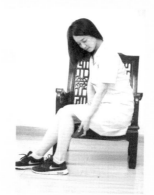

取坐姿，保持平静呼吸，左手持一梳子，使梳子角对准左侧穴位，心中默念"1、2、3、4、5、6、7、8"点压穴位，重复8次，共64次。对侧也按相同方法操作。

12. 缓解落枕梳子操

　　落枕多因夜间睡觉时姿势不当或颈部受风寒所引起。多是在睡前无任何症状，睡醒后出现急性颈部肌肉痉挛、强直、酸胀、疼痛及转头不便等。落枕影响工作和日常生活，使人十分痛苦。这时，只要用梳子梳刮、按摩一些特效穴位，问题就可以迎刃而解。

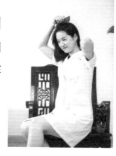

梳刮全头法

　　手持梳子与头皮保持约90°，用厉梳法，从前额发际正中开始，沿督脉以及两边的膀胱经、胆经走向，逐渐向头顶、枕部直至后发际，顺序梳刮，延展至左右两侧，

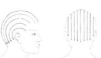

中国梳子养生操

梳刮到全部头皮。整个共9条梳刮路线，每条线梳刮20次。

特效穴位及手法

风池：用梳齿以"厉梳法"梳刮穴位。

外劳宫：用梳子角以"点压法"按压穴位。

后溪：用梳子角以"点压法"按压穴位。

合谷：用梳子角以"点压法"按压穴位。

肩井：用梳齿以"厉梳法"梳刮穴位。

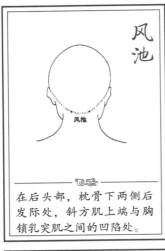

在后头部，枕骨下两侧后发际处，斜方肌上端与胸锁乳突肌之间的凹陷处。

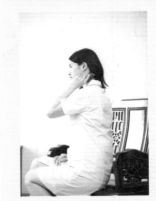

取坐姿，保持平静呼吸，左手持一梳子，与头皮约保持90°，用厉梳法短距离来回往复梳刮64次。对侧也按相同方法操作。

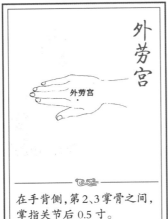

在手背侧，第2、3掌骨之间，掌指关节后0.5寸。

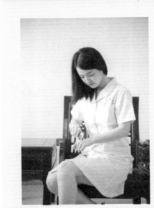

取坐姿，保持平静呼吸，右手持一梳子，使梳子角对准左侧穴位，心中默念"1、2、3、4、5、6、7、8"按压穴位，重复8次，共64次。对侧也按相同方法操作。

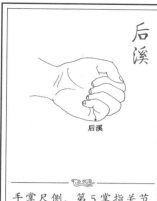

后溪

后溪

手掌尺侧，第5掌指关节后尺侧，手掌横纹头。

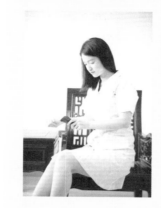

取坐姿，保持平静呼吸，左手持一梳子，使梳子角对准右侧穴位，心中默念"1、2、3、4、5、6、7、8"按压穴位，重复8次，共64次。对侧也按相同方法操作。

合谷

合谷

在手背，第1、2掌骨间，第2掌骨桡侧的中点处。

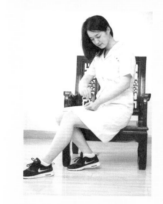

取坐姿，保持平静呼吸，右手持一梳子，使梳子角对准左侧穴位，心中默念"1、2、3、4、5、6、7、8"按压穴位，重复8次，共64次。对侧也按相同方法操作。

肩井

肩井

在大椎与肩峰端连线的中点上，前直对乳中。

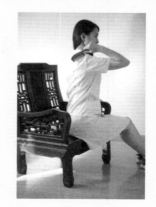

取坐姿，保持平静呼吸，右手持一梳子，使梳齿对准右侧穴位，与皮肤保持90°左右，用厉梳法短距离来回往复梳刮64次。对侧也按相同方法操作。

第六篇 一梳在手，这些症状全梳走

13. 改善耳鸣梳子操

耳鸣是指自觉耳内鸣响,如闻蝉声,或如潮声。可单侧或双侧,也可为头鸣,可持续性存在也可间歇性出现。时间久了就会给生活带来严重影响。中医学认为肾开窍于耳,肾有病变,耳朵就可能有反应。平时坚持用梳子梳刮、按摩一些特效穴位,有开窍聪耳、通络活血的功效,可以有效缓解耳鸣的症状。

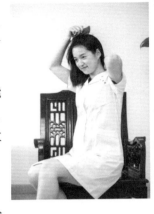

梳刮全头法

手持梳子与头皮保持约90°,用厉梳法,从前额发际正中开始,沿督脉以及两边的膀胱经、胆经走向,逐渐向头顶、枕部直至后发际,顺序梳刮,延展至左右两侧,梳刮到全部头皮。整个共9条梳刮路线,每条线梳刮20次。

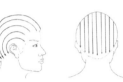

特效穴位及手法

听宫:用梳子角以"点压法"按压穴位。

翳风:用梳子角以"点压法"按压穴位。

外关:用梳子角以"点压法"按压穴位。

肾俞:用梳齿以"厉梳法"梳刮穴位。

悬钟:用梳子角以"点压法"按压穴位。

侠溪:用梳子角以"点压法"按压穴位。

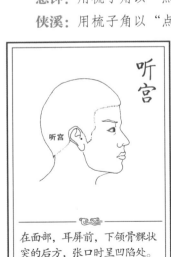

听宫

听宫

在面部,耳屏前,下颌骨髁状突的后方,张口时呈凹陷处。

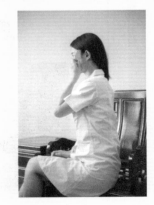

取坐姿,保持平静呼吸,左手持一梳子,使梳子角对准左侧穴位,心中默念"1、2、3、4、5、6、7、8"按压穴位,重复8次,共64次。对侧也按相同方法操作。

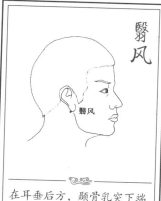

翳风

在耳垂后方，颞骨乳突下端前方凹陷中。

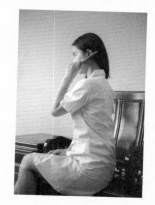

取坐姿，保持平静呼吸，左手持一梳子，使梳子角对准左侧穴位，心中默念"1、2、3、4、5、6、7、8"按压穴位，重复8次，共64次。对侧也按相同方法操作。

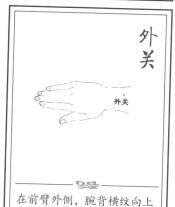

外关

在前臂外侧，腕背横纹向上2寸，桡骨与尺骨之间。

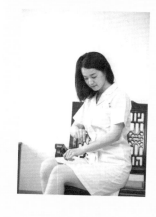

取坐姿，保持平静呼吸，右手持一梳子，使梳子角对准左侧穴位，心中默念"1、2、3、4、5、6、7、8"按压穴位，重复8次，共64次。对侧也按相同方法操作。

第六篇 一梳在手，这些症状全梳走

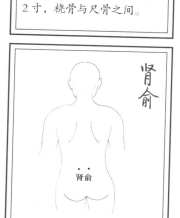

肾俞

在背部，第2腰椎棘突下，旁开1.5寸。

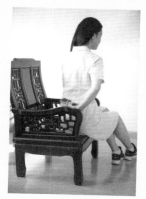

取坐姿，保持平静呼吸，右手持一梳子，使梳齿对准左侧穴位，与皮肤保持90°。左右，用厉梳法短距离来回往复梳刮64次。对侧也按相同方法操作。

中国梳子养生操

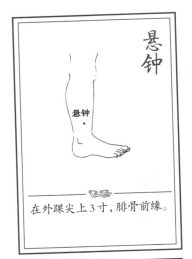

悬钟

悬钟

在外踝尖上3寸，腓骨前缘。

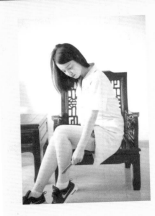

取坐姿，保持平静呼吸，左手持一梳子，使梳子角对准左侧穴位，心中默念"1、2、3、4、5、6、7、8"按压穴位，重复8次，共64次。对侧也按相同方法操作。

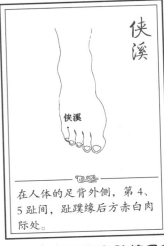

侠溪

侠溪

在人体的足背外侧，第4、5趾间，趾蹼缘后方赤白肉际处。

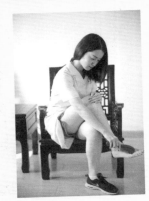

取坐姿，保持平静呼吸，右手持一梳子，使梳子角对准右侧穴位，心中默念"1、2、3、4、5、6、7、8"按压穴位，重复8次，共64次。对侧也按相同方法操作。

14. 改善宿醉梳子操

宿醉是指因饮酒过量，隔夜休息后，体内的酒精即乙醇已经基本排净，但仍有头痛、眩晕、疲劳、恶心、胃部不适、困倦、发汗、过度口渴和认识模糊等症状。这时用梳子梳刮、按摩一些特效穴位，可有效缓解宿醉的症状。

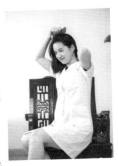

梳刮全头法

手持梳子与头皮保持约90°，用厉梳法，从前额发际正中开始，沿督脉以及两边的膀胱经、胆经走向，逐渐向头顶、枕部直至后发际，顺序梳刮，延展至左右两侧，梳刮到全部头皮。整个共 9 条梳刮路线，每条线梳刮 20 次。

特效穴位及手法

百会：用梳齿以"厉梳法"梳刮穴位。

内关：用梳子角以"点压法"按压穴位。

合谷：用梳子角以"点压法"按压穴位。

太冲：用梳子角以"点压法"按压穴位。

涌泉：用梳子角以"点压法"按压穴位。

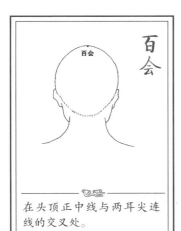

百会

在头顶正中线与两耳尖连线的交叉处。

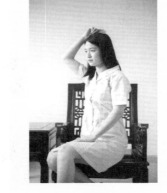

取坐姿，保持平静呼吸，右手持一梳子，与头皮约保持90°，用厉梳法短距离来回往复梳刮64次。

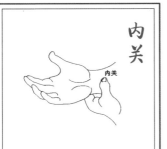

内关

在前臂掌侧，腕掌横纹中点向上 2 寸，掌长肌腱与桡侧腕屈肌腱之间。

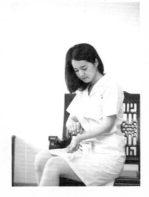

取坐姿，保持平静呼吸，右手持一梳子，使梳子角对准左侧穴位，心中默念"1、2、3、4、5、6、7、8"按压穴位，重复8次，共64次。对侧也按相同方法操作。

合谷

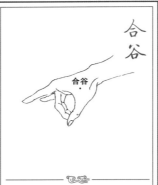

在手背，第1、2掌骨间，第2掌骨桡侧的中点处。

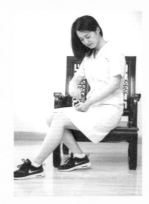

取坐姿，保持平静呼吸，右手持一梳子，使梳子角对准左侧穴位，心中默念"1、2、3、4、5、6、7、8"按压穴位，重复8次，共64次。对侧也按相同方法操作。

太冲

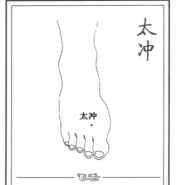

在足背侧，第1、2跖骨结合部之前凹陷处。

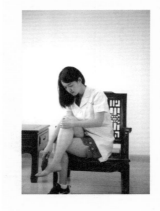

取坐姿，保持平静呼吸，右手持一梳子，使梳子角对准右侧穴位，心中默念"1、2、3、4、5、6、7、8"按压穴位，重复8次，共64次。对侧也按相同方法操作。

涌泉

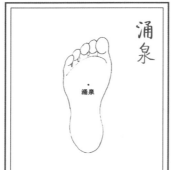

在足底部，蜷足时足前部凹陷处，约足底第2、3跖趾缝纹头端与足跟连线的前1/3与后2/3交点上。

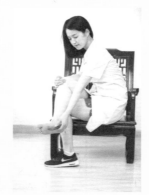

取坐姿，保持平静呼吸，左手持一梳子，使梳子角对准右侧穴位，心中默念"1、2、3、4、5、6、7、8"按压穴位，重复8次，共64次。对侧也按相同方法操作。

15. 防治鼠标手梳子操

现代越来越多的人每天长时间地接触、使用电脑，每天重复着在键盘上打字和移动鼠标，手腕关节因长期密集、反复和过度的活动，导致腕部肌肉或关节麻痹、肿胀、疼痛、痉挛，成为一种日渐普遍的现代文明症。每日使用梳子梳刮、按摩特定穴位，可有效预防鼠标手的发生。

特效穴位及手法

内关：用梳子角以"点压法"按压穴位。

外关：用梳子角以"点压法"按压穴位。

合谷：用梳子角以"点压法"按压穴位。

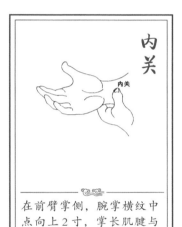

内关

在前臂掌侧，腕掌横纹中点向上2寸，掌长肌腱与桡侧腕屈肌腱之间。

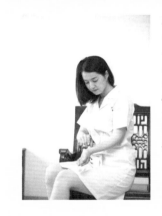

取坐姿，保持平静呼吸，右手持一梳子，使梳子角对准左侧穴位，心中默念"1、2、3、4、5、6、7、8"按压穴位，重复8次，共64次。对侧也按相同方法操作。

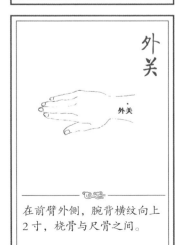

外关

在前臂外侧，腕背横纹向上2寸，桡骨与尺骨之间。

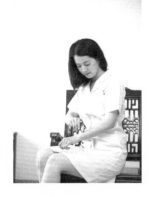

取坐姿，保持平静呼吸，右手持一梳子，使梳子角对准左侧穴位，心中默念"1、2、3、4、5、6、7、8"按压穴位，重复8次，共64次。对侧也按相同方法操作。

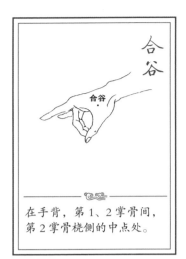

合谷

合谷

在手背，第1、2掌骨间，第2掌骨桡侧的中点处。

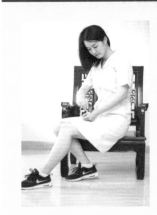

取坐姿，保持平静呼吸，右手持一梳子，使梳子角对准左侧穴位，心中默念"1、2、3、4、5、6、7、8"按压穴位，重复8次，共64次。对侧也按相同方法操作。

16. 防治白发梳子操

白发主要是由于毛囊色素细胞的酪氨酸酶失去活性，乃至毛干内色素逐渐减少所致。日常生活应有规律，保持心情愉快，合理饮食和良好睡眠，适量补充B族维生素等。中医学认为"肾主骨，其华在发"，认为白发主要是肾虚精亏所致。经常用梳子梳刮、按摩一些特定穴位，增强肾脏功能，可有效缓解白发现象。

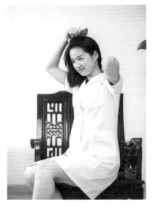

梳刮全头法

手持梳子与头皮保持约90°，用厉梳法，从前额发际正中开始，沿督脉以及两边的膀胱经、胆经走向，逐渐向头顶、枕部直至后发际，顺序梳刮，延展至左右两侧，梳刮到全部头皮。整个共9条梳刮路线，每条线梳刮20次。

特效穴位及手法

风池：用梳齿以"厉梳法"梳刮穴位。

百会：用梳齿以"厉梳法"梳刮穴位。

肝俞：用梳齿以"厉梳法"梳刮穴位。

膈俞：用梳齿以"厉梳法"梳刮穴位。

足三里：用梳子角以"按揉法"按揉穴位。

太溪：用梳子角以"点压法"按压穴位。

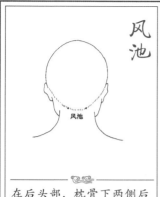

风池

在后头部，枕骨下两侧后发际处，斜方肌上端与胸锁乳突肌之间的凹陷处。

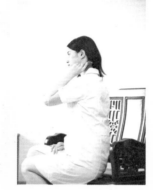

取坐姿，保持平静呼吸，左手持一梳子，与头皮约保持90°，用厉梳法短距离来回往复梳刮64次。对侧也按相同方法操作。

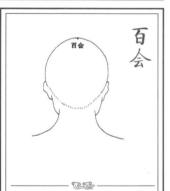

百会

在头顶正中线与两耳尖连线的交叉处。

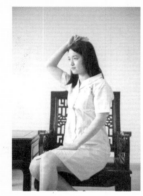

取坐姿，保持平静呼吸，右手持一梳子，与头皮约保持90°，用厉梳法短距离来回往复梳刮64次。

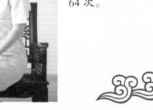

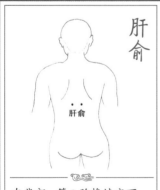

肝俞

在背部，第9胸椎棘突下，旁开1.5寸。

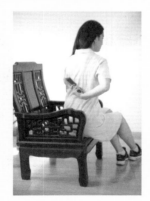

取坐姿，保持平静呼吸，右手持一梳子，使梳齿对准左侧穴位，与皮肤保持90°左右，用厉梳法短距离来回往复梳刮64次。对侧也按相同方法操作。

第六篇

一梳在手，这些症状全梳走

中国梳子养生操

膈俞

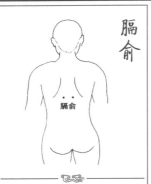

膈俞

在背部，第七胸椎棘突，正中线旁开1.5寸。

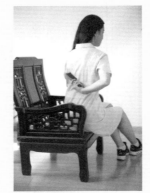

取坐姿，保持平静呼吸，右手持一梳子，使梳齿对准左侧穴位，与皮肤保持90°。左右，用厉梳法短距离来回往复梳刮64次。对侧也按相同方法操作。

足三里

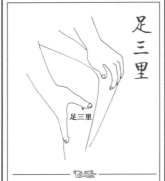

足三里

外膝眼正中直下3寸，胫骨外侧旁开1横指。

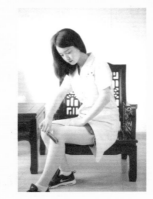

取坐姿，保持平静呼吸，右手持一梳子，使梳子角对准左侧穴位，心中默念"1、2、3、4、5、6、7、8"按揉穴位，重复8次，共64次。对侧也按相同方法操作。

太溪

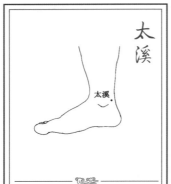

太溪

在足内侧，内踝后方，内踝高点与跟腱之间的凹陷处。

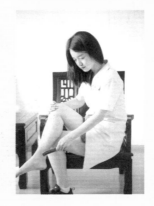

取坐姿，保持平静呼吸，左手持一梳子，使梳子角对准右侧穴位，心中默念"1、2、3、4、5、6、7、8"按压穴位，重复8次，共64次。对侧也按相同方法操作。

17. 防治脱发梳子操

脱发指毛发突然发生局限性斑状脱落，局部皮肤正常，无自觉症状。很多原因可致脱发，斑秃常发生于身体有毛发的部位，本病常突然发生，精神因素常是诱发或促使病情加重的原因。中医学认为"肾主骨，其容在发""发为血之余"，斑秃的病因主要与肾虚、血虚有关。血虚不能随气荣养肌肤，故毛发成片脱落。日常生活中应保持良好的精神状态，注意调整饮食，多食蔬菜、水果等，经常用梳子梳刮、按摩一些特效穴位，可对斑秃及其他原因造成的脱发起到辅助治疗的作用。

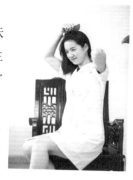

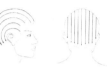

梳刮全头法

手持梳子与头皮保持约90°，用厉梳法，从前额发际正中开始，沿督脉以及两边的膀胱经、胆经走向，逐渐向头顶、枕部直至后发际，顺序梳刮，延展至左右两侧，梳刮到全部头皮。整个共9条梳刮路线，每条线梳刮20次。

特效穴位及手法

百会： 用梳齿以"厉梳法"梳刮穴位。

风池： 用梳齿以"厉梳法"梳刮穴位。

膈俞： 用梳齿以"厉梳法"梳刮穴位。

足三里： 用梳子角以"按揉法"按揉穴位。

三阴交： 用梳子角以"点压法"按压穴位。

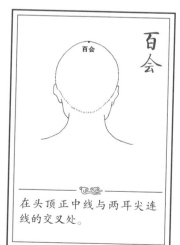

百会

在头顶正中线与两耳尖连线的交叉处。

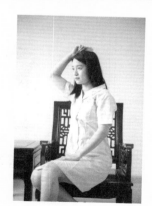

取坐姿，保持平静呼吸，右手持一梳子，与头皮约保持90°，用厉梳法短距离来回往复梳刮64次。

第六篇

一梳在手，这些症状全梳走

中国梳子养生操

风池

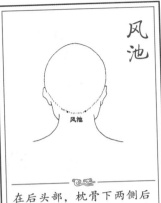

在后头部，枕骨下两侧后发际处，斜方肌上端与胸锁乳突肌之间的凹陷处。

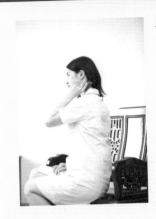

取坐姿，保持平静呼吸，左手持一梳子，与头皮约保持90°，用厉梳法短距离来回往复梳刮64次。对侧也按相同方法操作。

膈俞

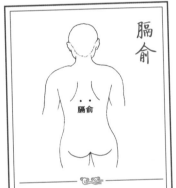

在背部，第七胸椎棘突，正中线旁开1.5寸。

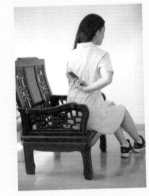

取坐姿，保持平静呼吸，右手持一梳子，使梳齿对准左侧穴位，与皮肤保持90°左右，用厉梳法短距离来回往复梳刮64次。对侧也按相同方法操作。

足三里

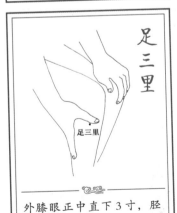

外膝眼正中直下3寸，胫骨外侧旁开1横指。

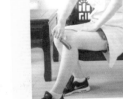

取坐姿，保持平静呼吸，右手持一梳子，使梳子角对准左侧穴位，心中默念"1、2、3、4、5、6、7、8"按揉穴位，重复8次，共64次。对侧也按相同方法操作。

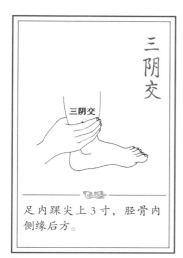

三阴交

足内踝尖上3寸，胫骨内侧缘后方。

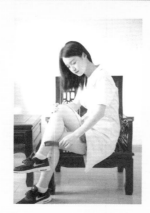

取坐姿，保持平静呼吸，左手持一梳子，使梳子角对准右侧穴位，心中默念"1、2、3、4、5、6、7、8"按压穴位，重复8次，共64次。对侧也按相同方法操作。

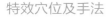

18. 改善鼾症梳子操

鼾症俗称打呼噜，是指熟睡后鼾声响度增大超过60分贝以上，妨碍正常呼吸时的气体交换。打呼噜是健康的大敌，由于打呼噜会使睡眠时呼吸反复暂停，造成大脑严重缺氧，形成低氧血症，从而诱发高血压、脑心病、心律失常、心肌梗死、心绞痛。对于后天因素导致打鼾的情况，可以借助梳子梳刮、按摩穴位起到辅助治疗和预防打鼾的作用。

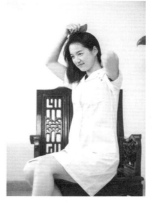

梳刮全头法

手持梳子与头皮保持约90°，用厉梳法，从前额发际正中开始，沿督脉以及两边的膀胱经、胆经走向，逐渐向头顶、枕部直至后发际，顺序梳刮，延展至左右两侧，梳刮到全部头皮。整个共9条梳刮路线，每条线梳刮20次。

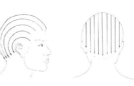

特效穴位及手法

中脘：用梳齿以"平梳法"梳刮穴位。

天枢：用梳齿以"平梳法"梳刮穴位。

阴陵泉：用梳子角以"点压法"按压穴位。

丰隆：用梳子角以"点压法"按压穴位。

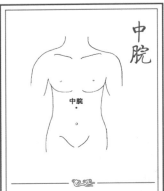

中脘

在腹部，前正中线上，脐上4寸处。

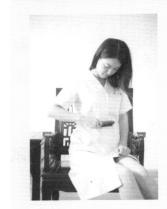

取坐姿，保持平静呼吸，右手持一梳子，使梳齿对准穴位，与皮肤保持90°左右，用平梳法短距离来回往复梳刮64次。

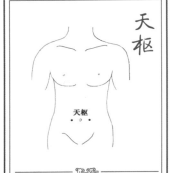

天枢

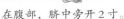

在腹部，脐中旁开2寸。

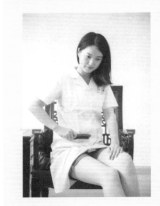

取坐姿，保持平静呼吸，右手持一梳子，使梳齿对准右侧穴位，与皮肤保持90°左右，用平梳法短距离来回往复梳刮64次。对侧也按相同方法操作。

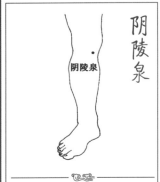

阴陵泉

在小腿内侧，膝下胫骨内侧髁下方凹陷中。

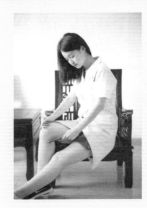

取坐姿，保持平静呼吸，左手持一梳子，使梳子角对准右侧穴位，心中默念"1、2、3、4、5、6、7、8"按压穴位，重复8次，共64次。对侧也按相同方法操作。

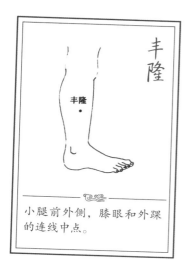

丰隆

丰隆

小腿前外侧，膝眼和外踝的连线中点。

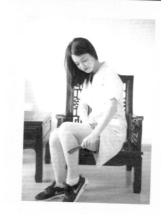

取坐姿，保持平静呼吸，左手持一梳子，使梳子角对准左侧穴位，心中默念"1、2、3、4、5、6、7、8"按压穴位，重复8次，共64次。对侧也按相同方法操作。

19. 防治晕车梳子操

　　晕车是指人在乘坐车、船时，受到摇晃刺激，不能很好地适应和调节机体的平衡而引起的，常在乘车、航海、飞行和其他运行数分钟至数小时后发生。易发生者，除在旅行前 1 ~ 2 小时先服用抗组胺和抗胆碱类等药物一次剂量外，还可以用梳子梳刮、按摩一些特定穴位，可减轻症状或避免发生。

梳刮全头法

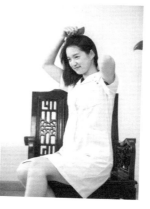

　　手持梳子与头皮保持约90°，用厉梳法，从前额发际正中开始，沿督脉以及两边的膀胱经、胆经走向，逐渐向头顶、枕部直至后发际，顺序梳刮，延展至左右两侧，梳刮到全部头皮。整个共9条梳刮路线，每条线梳刮20次。

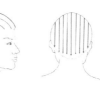

特效穴位及手法

内关：用梳子角以"点压法"按压穴位。

合谷：用梳子角以"点压法"按压穴位。

足三里：用梳子角以"按揉法"按揉穴位。

第六篇　一梳在手，这些症状全梳走

内关

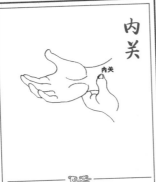

在前臂掌侧，腕掌横纹中点向上2寸，掌长肌腱与桡侧腕屈肌腱之间。

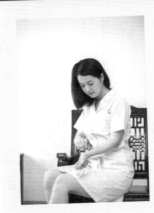

取坐姿，保持平静呼吸，右手持一梳子，使梳子角对准左侧穴位，心中默念"1、2、3、4、5、6、7、8"按压穴位，重复8次，共64次。对侧也按相同方法操作。

合谷

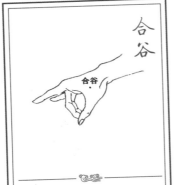

在手背，第1、2掌骨间，第2掌骨桡侧的中点处。

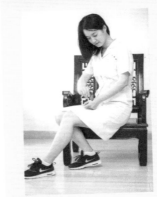

取坐姿，保持平静呼吸，右手持一梳子，使梳子角对准左侧穴位，心中默念"1、2、3、4、5、6、7、8"按压穴位，重复8次，共64次。对侧也按相同方法操作。

足三里

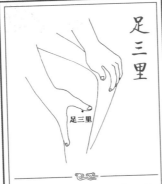

外膝眼正中直下3寸，胫骨外侧旁开1横指。

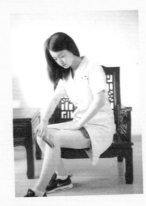

取坐姿，保持平静呼吸，右手持一梳子，使梳子角对准左侧穴位，心中默念"1、2、3、4、5、6、7、8"按揉穴位，重复8次，共64次。对侧也按相同方法操作。

20. 缓解打嗝梳子操

打嗝是一种不能自制的症状，吃东西吃得过快、过饱，受到寒冷刺激等都会导致打嗝。打嗝主要是由胃气上逆，引起膈肌痉挛和胃痉挛而产生。使用梳子梳刮、按摩一些特定穴位，可以起到疏通胃气，让上逆的胃气往下走的作用，从而缓解打嗝的症状。

梳刮全头法

手持梳子与头皮保持约90°，用厉梳法，从前额发际正中开始，沿督脉以及两边的膀胱经、胆经走向，逐渐向头顶、枕部直至后发际，顺序梳刮，延展至左右两侧，梳刮到全部头皮。整个共9条梳刮路线，每条线梳刮20次。

特效穴位及手法

攒竹：用梳子角以"点压法"按压穴位。

翳风：用梳子角以"点压法"按压穴位。

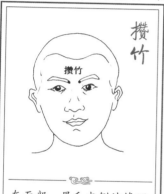

在面部，眉毛内侧边缘凹陷处。

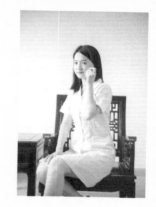

取坐姿，保持平静呼吸，左手持一梳子，使梳子角对准左侧穴位，心中默念"1、2、3、4、5、6、7、8"按压穴位，重复8次，共64次。对侧也按相同方法操作。

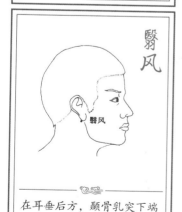

在耳垂后方，颞骨乳突下端前方凹陷中。

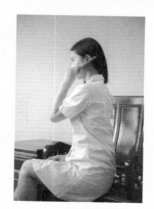

取坐姿，保持平静呼吸，左手持一梳子，使梳子角对准左侧穴位，心中默念"1、2、3、4、5、6、7、8"按压穴位，重复8次，共64次。对侧也按相同方法操作。

21. 缓解小腿抽筋梳子操

小腿抽筋是一种肌肉强制性收缩的病变，经常发生在小腿和脚趾部位，发作时常常令人疼痛难忍。经常在夜间睡觉、疲劳过度、寒冷刺激或缺钙时发作。一旦发生小腿抽筋，最直接的缓解方法还是按摩发生痉挛的部位，配合用梳子按摩一些特效穴位，可以显著缓解症状。

梳刮全头法

手持梳子与头皮保持约90°，用厉梳法，从前额发际正中开始，沿督脉以及两边的膀胱经、胆经走向，逐渐向头顶、枕部直至后发际，顺序梳刮，延展至左右两侧，梳刮到全部头皮。整个共9条梳刮路线，每条线梳刮20次。

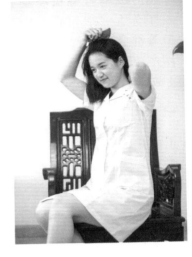

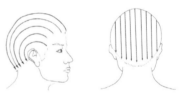

特效穴位及手法

委中： 用梳子角以"点压法"按压穴位。

阳陵泉： 用梳子角以"点压法"按压穴位。

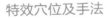

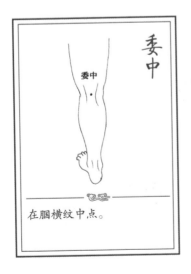

委中

委中

在腘横纹中点。

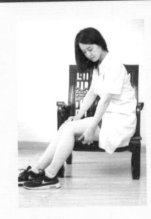

取坐姿，保持平静呼吸，左手持一梳子，使梳子角对准左侧穴位，心中默念"1、2、3、4、5、6、7、8"按压穴位，重复8次，共64次。对侧也按相同方法操作。

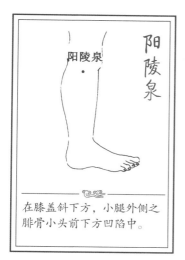

阳陵泉

在膝盖斜下方，小腿外侧之腓骨小头前下方凹陷中。

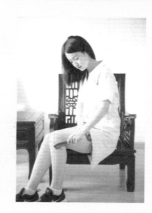

取坐姿，保持平静呼吸，左手持一梳子，使梳子角对准左侧穴位，心中默念"1、2、3、4、5、6、7、8"点压穴位，重复8次，共64次。对侧也按相同方法操作。

22. 缓解胃痉挛梳子操

胃痉挛就是胃部肌肉抽搐，主要表现为上腹痛、呕吐等，有时会持续几分钟，有时会持续几小时。疼痛剧烈时，患者不得不将身体缩起来。中医认为本病的病机是气机郁滞、失于和降，"不通则痛"。日常生活中应注意不雅大量吃生冷食物，忌空腹吃香蕉、菠萝等，坚持用梳子按摩一些特效穴位，有疏通经络、运行气血的作用，使胃部疼痛缓解。

特效穴位和手法

中脘：用梳齿以"平梳法"梳刮穴位。

胃俞：用梳齿以"厉梳法"梳刮穴位。

至阳：用梳齿以"厉梳法"梳刮穴位。

足三里：用梳子角以"按揉法"按揉穴位。

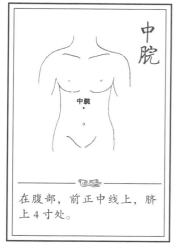

中脘

在腹部，前正中线上，脐上4寸处。

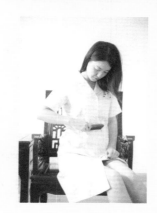

取坐姿，保持平静呼吸，右手持一梳子，使梳齿对准穴位，与皮肤保持90°左右，用平梳法短距离来回往复梳刮64次。

中国梳子养生操

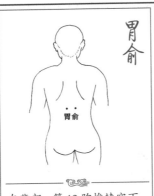

胃俞

在背部，第12胸椎棘突下，旁开1.5寸。

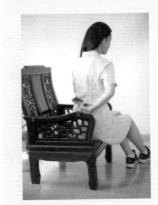

取坐姿，保持平静呼吸，右手持一梳子，使梳齿对准左侧穴位，与皮肤保持90°左右，用厉梳法短距离来回往复梳刮64次。对侧也按相同方法操作。

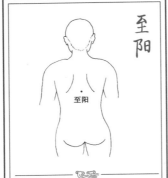

至阳

第7胸椎棘突下凹陷中。

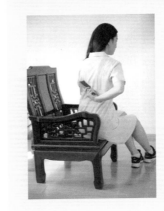

取坐姿，保持平静呼吸，右手持一梳子，使梳齿对准穴位，与皮肤保持90°左右，用厉梳法短距离来回往复梳刮64次。

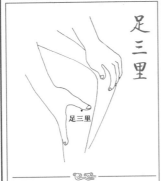

足三里

外膝眼正中直下3寸，胫骨外侧旁开1横指。

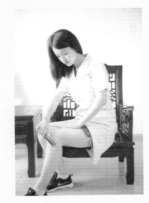

取坐姿，保持平静呼吸，右手持一梳子，使梳子角对准左侧穴位，心中默念"1、2、3、4、5、6、7、8"按揉穴位，重复8次，共64次。对侧也按相同方法操作。

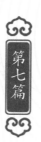

第七篇

普及版梳子养生操

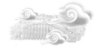

中国梳子养生操

1. 头梳五经耳目清

> 梳头先要梳五经，
> 督脉膀胱和胆经。
> 额前发际始梳起，
> 提神醒脑益神经。

中医学认为：头是"诸阳之会"，"诸阳所会，百脉相通"。人体的重要经脉和40多个穴位，以及10多处特殊刺激区均聚于此。经常用梳子梳理头发，能疏通经络、活血化瘀，改善头发营养。用脑过度感觉疲倦时，或者感到神经衰弱的时候，梳头数分钟，则会感到轻松舒适。

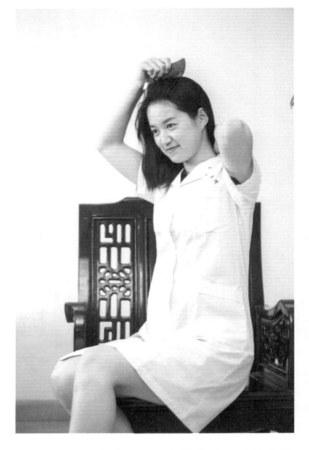

中医有一种独特的梳头方法——拿五经。用五指分别点按头部中间的督脉（位于头部正中线），两旁的膀胱经（从内眼角开始，上行额部，左右交会于头顶，从头顶分出至耳上角）、胆经（起于眼外角，向上达额角部，下行至耳后），左右相加，共5条经脉，所以称之为"拿五经"。

大家可以按照这个方法每天早、中、晚时段用梳子各梳1次，每次五条经各梳20下。中医认为，梳"五经"可以刺激头部的穴位，起到疏通经络、调节神经功能、增强分泌活动、改善血液循环、促进新陈代谢的作用。能防治中风等疾病。

2. 梳刮颈部一身轻

先梳风府到大椎，
再梳天柱至大杼。
最后风池达肩井，
肩上从此无重负。

准备一把梳子，在颈后和肩膀均匀涂抹润滑介质，先刮拭第一条线，即从上向下正中督脉上的风府至大椎；再刮拭膀胱经上的天柱至大杼，左右各1条；最后从风池穴刮至肩上的肩井穴，左右各1条，风池穴到颈根部从上向下刮，肩井穴从内向外刮。每次每条线梳刮20次。

注意两点：一是每条线都要分段刮拭，每一下刮拭的长度为3～5厘米；二是刮的同时向肌肤深部按压，遇到疼痛、肌肉僵硬、不顺畅的部位要重点刮拭10～20次。

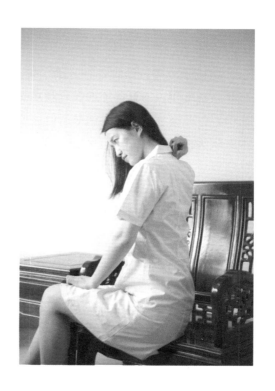

3. 腹部梳梳身材好

梳理腹部绕神阙，
逆时为补顺为泻。
微微发热最适度，
促进消化好排泄。

明代医家龚居中在其所著的养生专著《福寿丹书·安养篇·饮食》中对于吃饭之后的养生细节有这样一段描述："每

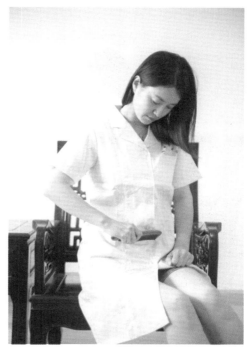

食讫，以手摩面及腹，令津液通流。"这里的"讫"读"qì"，意思是结束的意思。

用梳子梳理按摩腹部，有助于促进胃肠蠕动和腹腔内血液循环，减少腹部脂肪堆积，还有益于增强胃肠功能。具体做法一般是以神阙穴（脐部）为中心，以梳子慢而轻柔地顺时针按摩，以腹部微微发热为度，每次64圈。中医认为津液的生成源于饮食中的水分和营养物质，按摩腹部就是一个帮助水谷津液在人体内更好地被消化、吸收以及排泄的过程。

4.腰背梳推防衰老

腰背不适梳肾俞，以点带面肾阳补。

舌顶上腭目微闭，腰膝酸软日渐除。

中医认为"通则不痛，痛则不通"，上班族坐久了肌肉容易僵硬，血液循环不畅，因此如果常用梳背或梳柄拍打背部或按摩背部，便可以起到按摩背部穴位的效果，促进背部血液循环，预防背痛。

中医认为温补肾阳有助延缓衰老，位于后腰部位的肾俞穴也是补肾要穴，肾俞穴位于人体的腰部，当第2腰椎棘突下，左右二指宽处。以肾俞穴为中心的周围手掌大小的区域都是可以温补肾阳的按摩区域。大家有空

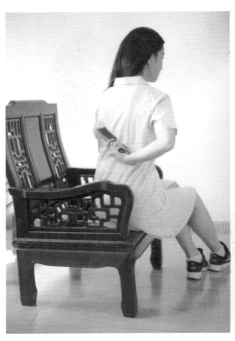
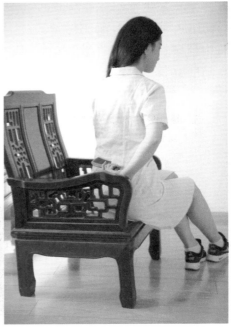

的时候，尤其是感觉腰酸背痛、肾区虚冷的时候都可以试用梳子按摩肾区。具体要领是舌抵上腭，双目微闭，双臂后展，用梳子背面摩擦双肾俞穴及周围区域，至出现酸胀感，且腰部微微发热，一般每次 5 ～ 10 分钟。散步时，也不妨手握梳子，用梳面边走边轻轻拍击肾俞穴，每次拍击 30 ～ 50 次。不但有助于防衰老，也对治疗腰膝酸软和性冷淡有一定的效果。

5. 梳理双臂疾患少

六条经脉布双臂，从臂至指梳理气。

有益心肺大小肠，护肤防衰更有益。

中医认为人体的手臂及手部分布着六条经脉，分别是分布在手臂外侧、由手走头的手三阳经：手阳明大肠经、手太阳小肠经和手少阳三焦经；分布在手臂内侧、由胸走手的手三阴经：手太阴肺经、手厥阴心包经与手少阴心经。

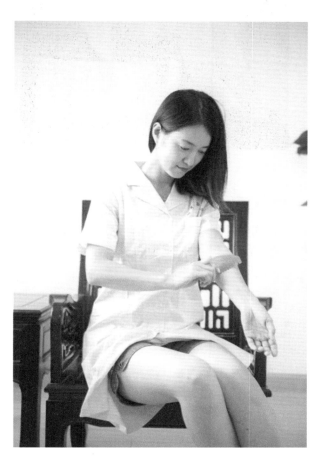

用梳子梳刮这些经脉循行的部位，从手臂梳刮至手指部位，沿分布的六条经脉，每条经脉梳刮 20 次。有助于促进经络的气血运行，使其保持顺畅，而且对心、肺、大肠、小肠等脏腑的保养也有功效，力度以刮磨至皮肤稍红为度，经常刮磨有助保持皮肤弹性，增加肌肤活力，尤其对于中老年人，是"老来俏"的好办法。

6. 指压梳齿百病消

手持梳齿按指尖，
六穴同达功效翻。
少商商阳到中冲，
关冲少冲少泽连。

具体步骤：左手持一把梳子，用右手五指指腹及指尖用力点按梳齿，有节奏的反复点按 64 次，力度以指尖稍感酸胀为度；右手做法同左手。不少人都听说过金庸武侠小说《天龙八部》里的"六脉神剑"，这六路"神剑"其实是以中医的六个穴位命名的，分别指的是少商剑、商阳剑、中冲剑、关冲剑、少冲剑和少泽剑。现实生活中，这些穴位自然不会有

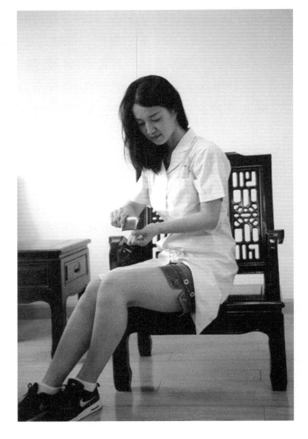

武侠小说中那些威力，但是的确有一定的保健效果，指压梳齿能起到"六剑同练"的效果。

少商穴在双手拇指末节外侧（尺侧），距指甲角 0.1 寸，对扁桃体炎、感冒发烧、咽喉肿痛都有较好疗效。少商穴不宜艾灸，适合按摩。

商阳穴位于食指末节桡侧指甲旁，距指甲角 0.1 寸，刺激该穴具有强精壮阳之效，可延缓性衰老。

中冲穴位于手中指指端的中央，急救时应连续用力刺激，频率约为每分钟 100 次，按压穴位力度准确的话，一般 40 秒后即可见效。如果心绞痛突然发作，还可采取刺激该穴位的方法急救，能起到一定的缓解作用。

关冲穴位于无名指指甲旁靠近小指一侧，有泻热开窍、清利头目的功效。

少冲穴在小指内侧（桡侧）指甲角外约 0.1 寸处，对于心火上炎导致的心中烦热、口舌生疮、尿黄等症，可通过点按少冲穴缓解。

少泽穴在小指外侧（尺侧）指甲角根部，对于治疗乳房胀痛、乳汁少等乳房疾病有效，还可治头痛、咽喉肿痛等病。但是需要注意的是这个穴位孕妇慎用。

普及版梳子养生操

后记

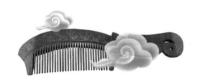

　　"你是一名医生，而且是男医生，怎么会对梳子有如此浓厚的兴趣呢？"这是我编写本书的过程中被身边的人问得最多的一句话！

　　实话实说，我从医近40年，作为一名男性，过去从未关注过梳子，一直觉得梳子不过就是女性美发的一个工具。几年前因工作压力大，一段时间脱发明显。一次和朋友聊天谈起此事，他讲曾因白发，每天坚持用梳子梳头1000次，坚持半年后白发转黑。我抱着试试看的想法，也用上述方法，如法炮制。结果不但脱发症状明显好转，而且睡眠等症状也得到改善。从此，我对梳子产生了浓厚的兴趣！开始和几个同事一起收集梳子疗疾养生资料，同时从中医理论等方面进行学习、研究和应用。研究越深入，越发觉得这把家家都有的小小梳子，是一种古老的自然医学外治方法，对疗疾养生具有神奇作用，极具推广优势。如果广大老百姓能长期坚持使用，一定会对我们的身体起到很好的疗疾、养生、美容作用，让人少生病，延年益寿。

　　本书的编写得到一些专家教授的关心和帮助、几位同事的积极合作，以及中国中医药出版社黄春雁编辑的细心指导和鼓励，在此深深致谢！希望大家的共同努力，能使读者有所收获并给大家带来健康和快乐，那就是我们最开心的事了！

　　亲爱的读者，感谢您百忙之中阅读此书！愿从今以后，健康"梳"适的生活永远伴随着您！这也是我们编辑本书的最大心愿！

张　明

2016 年 10 月